U0419901

神经科学研究常用技术

张海英　著

北京理工大学出版社
BEIJING INSTITUTE OF TECHNOLOGY PRESS

图书在版编目(CIP)数据

神经科学研究常用技术 / 张海英著. — 北京:北京理工大学出版社, 2018.12
ISBN 978-7-5640-7631-3

Ⅰ. ①神… Ⅱ. ①张… Ⅲ. ①神经科学 Ⅳ. ①R74

中国版本图书馆CIP数据核字(2018)第300380号

出版发行 / 北京理工大学出版社有限责任公司
社　　址 / 北京市海淀区中关村南大街5号
邮　　编 / 100081
电　　话 / (010)68914775(总编室)
　　　　　(010)82562903(教材售后服务热线)
　　　　　(010)68948351(其他图书服务热线)
网　　址 / http://www.bitpress.com.cn
经　　销 / 全国各地新华书店
印　　刷 / 北京虎彩文化传播有限公司
开　　本 / 787毫米 × 1092毫米 1/16
印　　张 / 9.75
字　　数 / 175千字
版　　次 / 2018年12月第1版 2018年12月第1次印刷
定　　价 / 52.00元

责任编辑 / 张慧峰
文案编辑 / 张慧峰
责任校对 / 周瑞红
责任印制 / 李志强

前　言

21 世纪,神经科学研究的飞速发展与各种实验方法的发展密切相关。为了满足科技工作者的需求,便于科技工作者在研究工作中使用神经科学研究常用的技术,作者根据神经科学研究的工作经验,以由浅入深、以简驭繁、注重实用为原则,编写了这本《神经科学研究常用技术》。

书中内容涵盖了神经科学研究的常用技术,由实验原理、实验方法、实验结果及经验体会四部分组成,详细叙述了常用方法的操作步骤及实验溶液的配制方法。希望本书能够对从事神经科学研究的科研人员及研究生等的研究工作有所帮助。鉴于神经科学研究的飞速发展,作者接触的文献及实际操作经验有限,书中难免有不足之处,敬请同行和读者批评指正。

作　者

2018 年 11 月

目　录

第一章 神经组织的基本结构与功能

人类神经系统是人类在数千年进化过程中形成的最复杂的系统，它既与脊椎动物神经系统有相似之处，也有其独特之处。人类的大脑皮质高度发达，特有的语言中枢使人类大脑皮质成为思维和意识活动的物质基础。神经系统的基本组织是神经组织，由神经元和神经胶质组成。神经元是一种高度分化的细胞，是神经系统的基本结构和功能单位，具有接受刺激及传导神经冲动的功能。神经科学研究常常需要使用原代培养的神经元作为模型细胞。神经组织的培养技术为神经科学的基础研究及神经生物技术产业化提供了重要的技术手段。

据研究，人类神经系统中约含 10^{11} 个形态各异的神经元，神经元均具有胞体和突起两部分（图 1–1）。胞体为神经元的代谢中心，具有细胞核、细胞质、细胞器、细胞膜、尼氏体和神经原纤维。尼氏体是蛋白质合成的场所，神经原纤维与神经细胞内的物质转运有关，并对神经细胞有支持作用。神经元突起是神经元胞体的延伸部分，由于形态结构和功能的不同，可分为树突和轴突。神经元的树突通常有多个，主要接受来自其他神经元或感受器传入的信息。轴突通常只有一条，但可发出侧支，是神经元的主要传导装置。神经冲动从轴突起始部传向末端，若神经元胞体受损，轴突就会溃变、死亡。

根据神经元的功能及神经兴奋的传导方向可把神经元分成感觉神经元、运动神经元及联络神经元。根据神经元所含的化学递质不同可把神经元分为胆碱能神经元、单胺能神经元、氨基酸能神经元及肽能神经元。根据神经元突起的数目可将神经元分为假单极神经元、双极神经元及多极神经元（图 1–2）。

假单极神经元是从胞体伸出的一根突起，突起离开胞体后不久再分为轴突和树突。双极神经元是从胞体两极各发出一根突起而形成的，多位于特殊的感觉器官中，如视网膜双极神经元。多极神经元数目最多，中枢神经系统的神经元多属此类，如海马和大脑皮质的锥体细胞，它是由胞体发出两根以上的突起构成的，其中之一为轴突，其余的为树突（有许多分支的突起)。

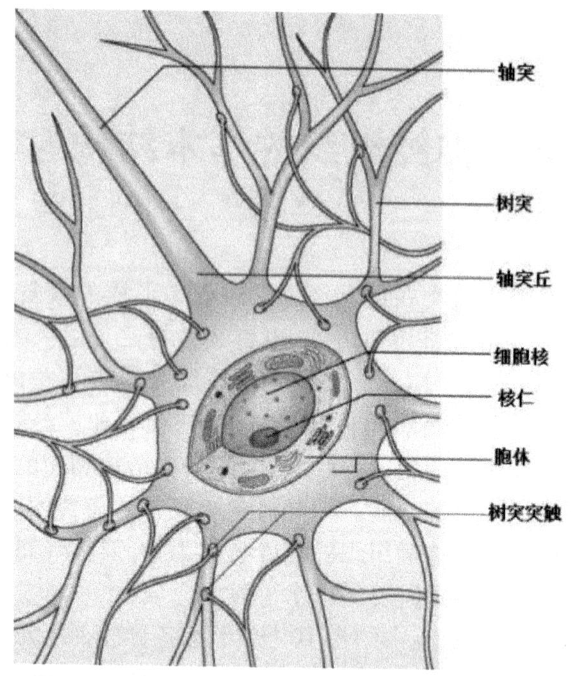

图 1-1　神经元的结构模式图(Gray's Anatomy)

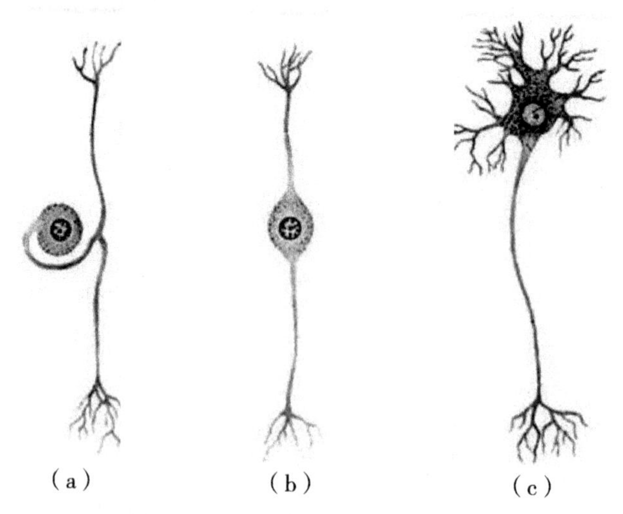

图 1-2　假单极、双极和多极神经元

(a)假单极神经元;(b)双极神经元;(c)多极神经元

第一节　神经元的基本结构与功能

一、神经元细胞膜的结构

神经元细胞膜是神经元的重要组成部分，具有精细的分子结构与化学组成。神经元细胞膜有许多独特的生理功能，如跨膜信号的传导、物质和能量的转换、递质的合成与释放、神经冲动的发生与扩布等。

神经元细胞膜与其他细胞膜一样，在电子显微镜下，锇酸染色时，均为“两明一暗”的构象，即内外两层电子密度高，而中间层电子密度低，统称为单位膜。20 世纪 70 年代初，Singer 和 Nicholson 提出的脂质双分子层的液态镶嵌模型（Fluid Mosaic Model）被认为是所有膜结构的基础。这个模型认为，膜是由脂质双分子层和球形镶嵌蛋白质组成的二维排列的液态体。脂质的组成以磷脂类为主，双层磷脂中间是疏水性基团，而且脂质熔点较低，在室温下呈液态，这样使膜在热力学上处于较稳定的状态，同时又具有一定的流动性（图 1–3）。

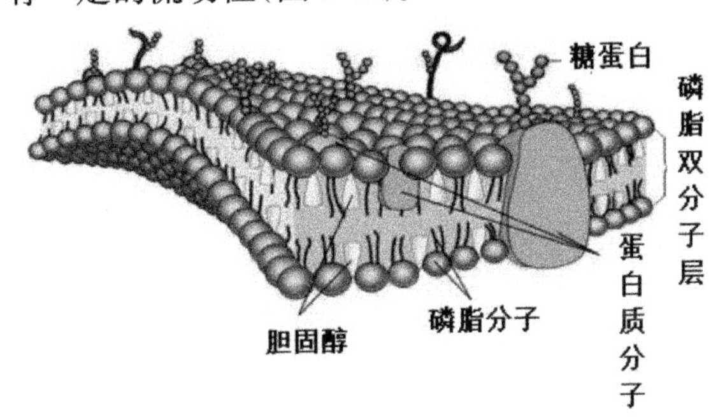

图 1–3　脂质双分子层结构模式图

神经元细胞膜结构中的蛋白质以两种形式存在：一种蛋白质附在膜的表面，称为表面蛋白质；另一种蛋白质分子的肽链贯穿整个脂质双分子层，称之为镶嵌蛋白质。膜结构中不同位置、不同构象的蛋白质具有不同的功能，它们构成了受体、离子通道和载体。此外，细胞膜中还含有少量的糖类，主要是寡糖，其次为多糖。这些糖类与膜上的脂类或蛋白质共价结合，形成糖脂、糖蛋白和蛋白聚糖，形成的结合糖在膜上不对称分布，通常位于细胞膜的外侧（图 1–4）。这些糖链的意义在于其单糖排列顺序上的特异性使其可特异性地结合其他细胞或蛋白质。例如，有些糖链可能作为某种免疫信息或作为膜受体的“可识别”部分。

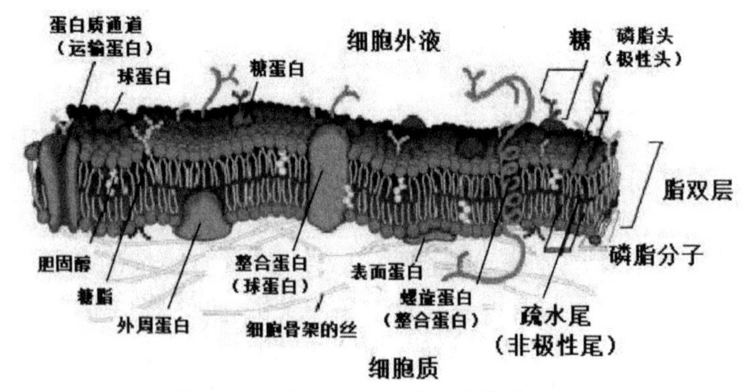

图 1–4　神经元细胞膜上的化学构成

二、细胞质与细胞器的结构

除细胞核外，细胞膜与核膜之间所包含的各种物质统称为细胞质。神经元的细胞质内含有多种细胞器，包括线粒体、高尔基复合体、内质网、溶酶体和核糖体等（图 1–5）。对于神经元而言，最为特殊的是尼氏体和神经原纤维。尼氏体只存在于胞体和树突中，轴突和轴丘中不能观察到。神经原纤维是成束排列的细丝，由神经微管及神经丝组成。

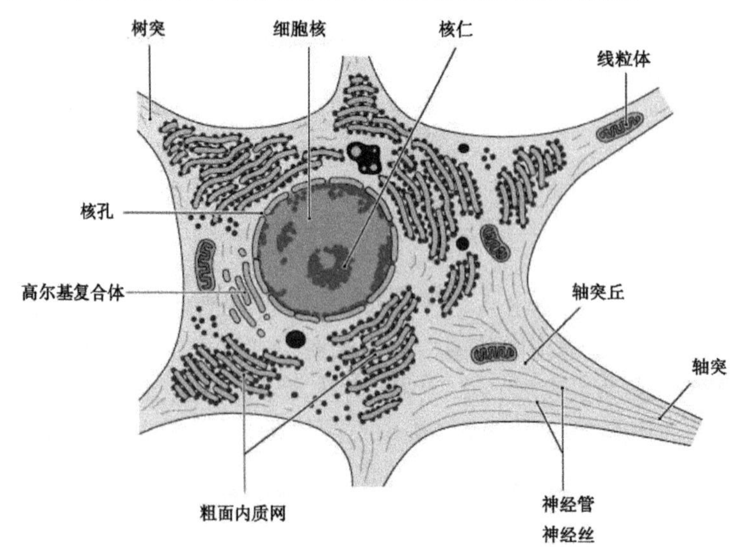

图 1–5　神经元细胞质结构模式图（Thieme Atlas of Anatomy）

（一）内质网

内质网（Endoplasmic Reticulum）是由单位膜构成的管状、囊状和泡状结构相互连接形成的一个连续且内脏相通的膜性管道系统。根据有无核糖体附着，内质网分为粗面内质网（Rough Endoplasmic Reticulum）和光面内质网（Smooth Endoplasmic Reticulum）。前者附着有核糖体，后者则没有（图 1-6）。在光学显微镜下，通过碱性染料可将尼氏体染成深蓝色块状物，称之为嗜染质。在电子显微镜下，尼氏体由粗面内质网和游离核糖体组成，是神经元细胞合成蛋白质的主要部位。由于神经元含有大量的尼氏体，故在合成神经元特异性的复杂蛋白时速度较快，以满足神经元高度复杂的功能活动的需要。不同神经元的尼氏体特征各不相同。光面内质网为彼此相通的小管或小泡，很少形成囊状，它不仅分布于神经元胞体，还延伸到树突和轴突内。

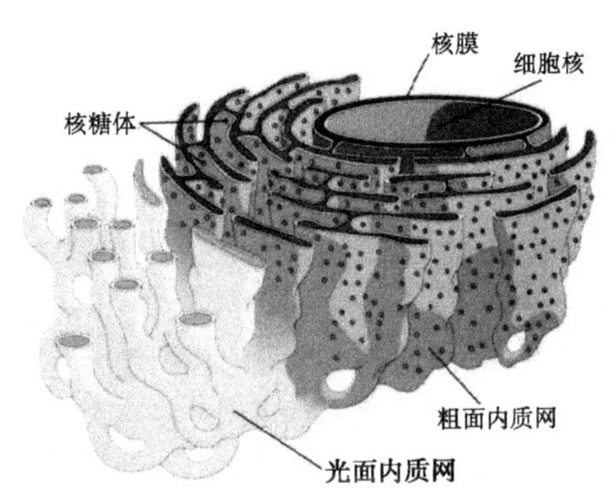

图 1-6　内质网结构模式图

（二）高尔基复合体

高尔基复合体（Golgi Complex）主要存在于树突和胞体中，它是一个由扁平囊泡组成的膜性网状系统，在结构和功能上表现出明显的极性。由于此极性，其结构可分为 3 个部分：正面高尔基体网、中间高尔基体网和反面高尔基体网。正面高尔基体网又称凹面，靠近内质网，是内质网膜性小泡融入的部位。中间高尔基体网是高尔基复合体中最富特征性的一种结构。反面高尔基体网又称凸面，朝向质膜，是出芽形成膜性小泡的部位（图 1-7）。

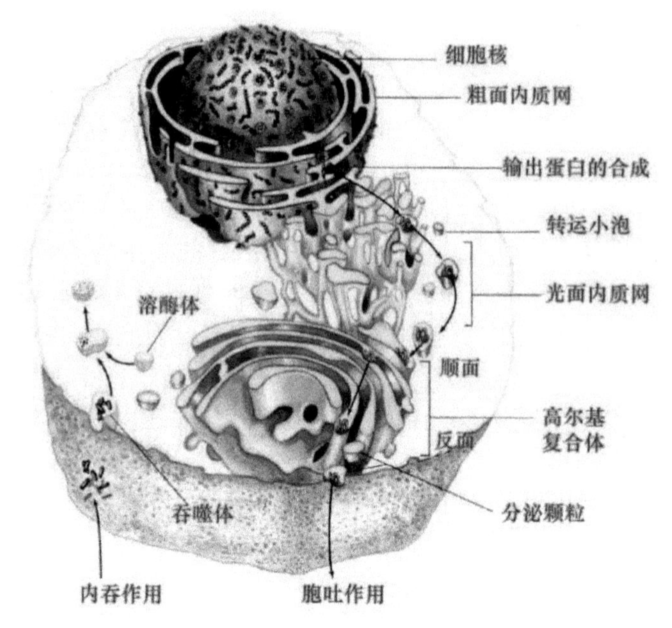

图 1-7　高尔基复合体结构模式图

（三）溶酶体

溶酶体（Lysosome）是囊状结构的细胞器，外裹一层单位膜，多为圆形或卵圆形，含有丰富的酸性水解酶。神经元中可见各式各样的溶酶体，这些溶酶体可分为初级溶酶体、次级溶酶体和残余体。粗面内质网上附着核糖体合成的蛋白质，在内质网内糖基化，在高尔基复合体中包装或分离，形成初级溶酶体；初级溶酶体与包含底物的吞噬小泡结合后形成次级溶酶体，底物包括内源性的细胞成分（衰老或受损的细胞器）和外源性物质（细菌和有害物质等）；次级溶酶体到终末阶段，其水解活性下降，称之为残余体，神经元内的脂褐素颗粒就由残余体形成，随年龄增长，脂褐素增多，含脂褐素是神经元的一个特征（图 1-8）。

（四）线粒体

光学显微镜下，神经元内的线粒体（Mitochondria）多呈短线状或颗粒状，分布于胞体、树突和轴突中，尤以尼氏体区和轴突终末内聚集较多。电子显微镜下，线粒体是由两层单位膜套叠而成的膜性囊状结构。外膜光滑并有弹性，内膜是外膜内层的膜性囊状结构，它对分子和离子的透过有严格的调控作用。内膜向内折叠、延伸，形成线粒体嵴，极大地扩增了内膜的面积。嵴的基质面垂直分布着许多排列规则的柄球状体，称之为基粒。基粒是嵌入内膜的疏水性蛋白质，简称 F_0 因子（图 1-9）。

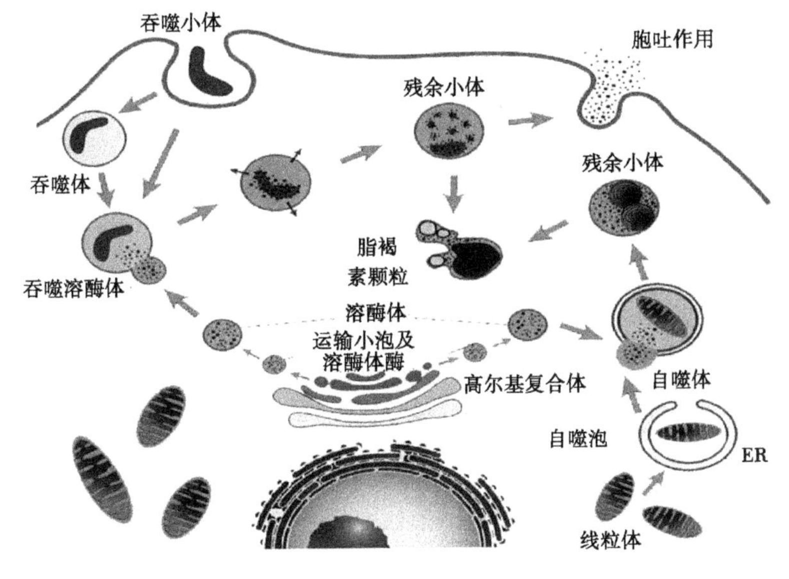

图 1-8　溶酶体转运过程

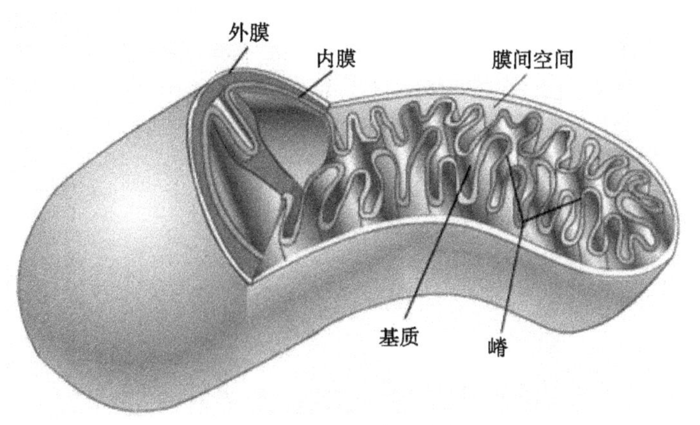

图 1-9　线粒体的结构

（五）核糖体

核糖体（Ribosome）是一种非膜性细胞器，由核糖核酸和蛋白质组成，是细胞合成蛋白质的主要场所。神经元内含有大量的核糖体，核糖体由大、小两个亚基组成。大亚基的体积为小亚基的两倍，略呈圆锥形，小亚基呈弧形。在大、小亚基的结合面上有一条隧道，是mRNA穿过的通道，在大亚基的中央有一条中央管,是新合成多肽的释放部位。核糖体上有4个活性部位,分别是受位、供位、肽基转移酶位和GTP酶位。核糖体单体由mRNA串联在一起,称之为多核糖体,是合成蛋白质的功能单位。多核糖体可以游离的形式存在,称为游离核糖体;也可以附着在内质网的表面,称为附着核糖体。核糖体是神经细胞内蛋白质合成的基地。

（六）中心体

中心体(Centrosome)由一对中心粒(Centriole)组成。在光学显微镜下,很难在脊椎动物的神经元中见到典型的中心体,所以以往认为成熟神经元内不存在中心粒,故神经元不能分裂。但现在通过电子显微镜发现中心粒存在于各种类型神经细胞中,它们或许与微管的产生和维持有关。

（七）细胞骨架

细胞质内含有错综复杂的蛋白质纤维网,根据纤维的粗细及构成纤维的蛋白不同,可分为微管、微丝和中间丝,这些纤维状结构统称为细胞骨架(Cytoskeleton)。细胞骨架与神经元的发育、分化及其极性维持,物质定向运输,神经元形态的改变、运动及迁移等有关(图1-10)。

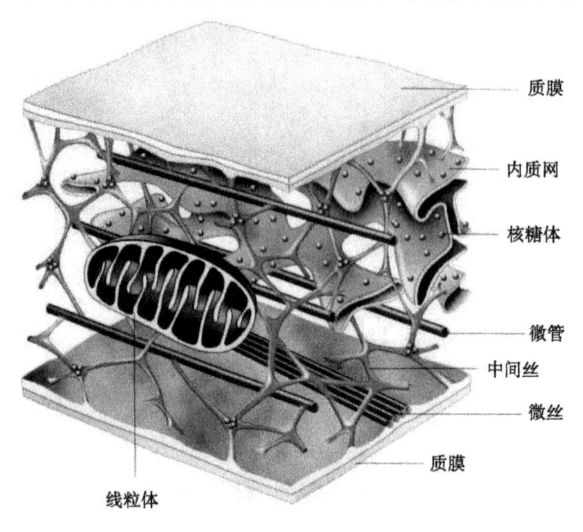

图1-10 细胞骨架及其3种成分

1. 微管

微管（Microtubule）在轴突、胞体和树突内含量十分丰富，它主要以3种形式存在，即单管、二联管及三联管。在神经细胞中，最常见的是单管，它的直径为20～30nm，由13根原纤维环围而成，每根原纤维均以微管蛋白α、β二聚体为基本结构。轴突中的所有微管均朝同一方向排列，头端朝向生长锥，尾端朝向神经元胞体微管组织的中心。此中心不仅决定了微管的极性，而且是微管聚合的地方。微管具有完全一致的结构单位和组装模式，但整体上它们又表现出结构和功能上的不同。这种差异与微管运动相关蛋白有关，它们参与微管的组装，并维持微管的稳定性。

2. 微丝

微丝（Microfilament）在神经元内呈弥散分布，但在轴突下胞质、突触前膜、树突棘及生长锥等处较丰富，微丝直径7～10nm，它的主要成分是呈哑铃状的肌动蛋白。微丝结合蛋白对肌动蛋白的组装有重要的调节功能。

3. 中间丝

中间丝（Intermediate Filament）是细胞骨架中成分最复杂的一类，其直径介于微管和微丝之间，约6nm。神经丝是中间丝的一种，神经丝呈纤维状平行排列，分布于中枢及外周神经系统的神经元内，主要由神经丝蛋白构成，起支持作用。外周蛋白和巢蛋白是近年发现存在于神经元的中间丝蛋白。

三、细胞核的结构

一般而言，一个神经元只有一个细胞核（Nucleus），但也存在有两个细胞核的神经元，如自主神经节的神经元。神经元的细胞核呈圆形或卵圆形，一般较大，位于细胞中心。核膜（Nuclear Membrane）由两层膜（即内膜和外膜）组成，膜间有间隙，两层膜的间隙与内质网池腔相通，核膜上有许多小孔，它们有规律的等距离排列，称之为核小孔（Nuclear Pore），它是核和胞质之间通信和物质运输的通道。核内有1～2个碱性深染的核仁。核仁由致密度低而排列紧密的细丝和颗粒构成（图1-11），细丝和颗粒的主要成分是rRNA、少量的DNA、碱性蛋白及一些酶类。颗粒是由细丝逐步形成的，是核糖体的前身。在光学显微镜下，经碱性染料染色后，可见核质内含有呈细颗粒状弥散分布的DNA，含DNA的核蛋白在细胞核中构成染色质（Chromatin）。在电子显微镜下，染色质呈稀疏分布的纤维细丝。染色质存在于间期的细胞核中，当细胞进入有丝分裂期，染色质高度螺旋化，折叠、盘曲形成特殊形态的短棒状小体，即染色体（Chromosome）。在神经元的细胞周期中，这些含DNA的核蛋白大部分时间以染色质的形式存在。

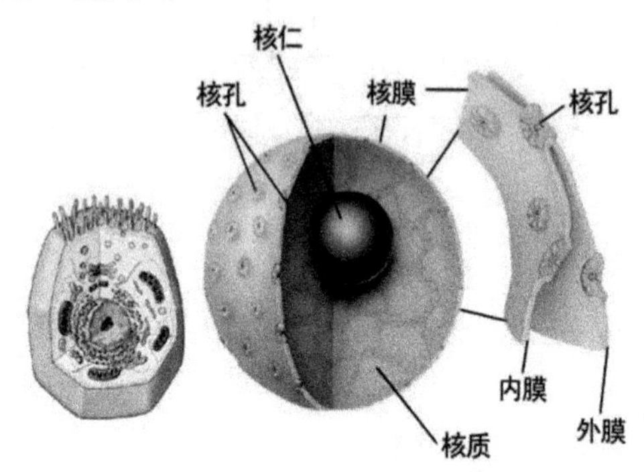

图 1-11　细胞核的结构模式图

四、神经元突起的结构

神经元的突起有两类：一类是树突，一类是轴突（图1-12）。每个神经元几乎都有一个或多个树突，树突因呈树枝状向外伸展而得名。因动物的种类不同，树突的形状和大小各异。大体上说，树突的细胞质结构与胞体和轴突相似，而树突和轴突细胞质成分的一个不同点在于树突内可看到尼氏体，轴突内则看不到。树突上有很多分支，称为树突棘（图1-13）。树突棘中含有2～5个扁平囊状结构，囊间含有的电子致密物称为棘器（Spina Apparatus），是树突棘的重要特征。树突和树突棘极大地扩展了神经元接受刺激的面积。大多数神经元只发出一个轴突，光学显微镜下发现轴突的部位呈锥状，称轴丘（Axon Hillock），此区染色较淡，是动作电位产生的部位。轴突刚从胞体发出的时候尚无髓鞘包裹，随后，整个轴突均被髓鞘包裹。轴突的细胞膜称为轴膜，细胞质称为轴浆，轴浆内不含核糖体、粗面内质网及高尔基复合体，故不能合成蛋白质。

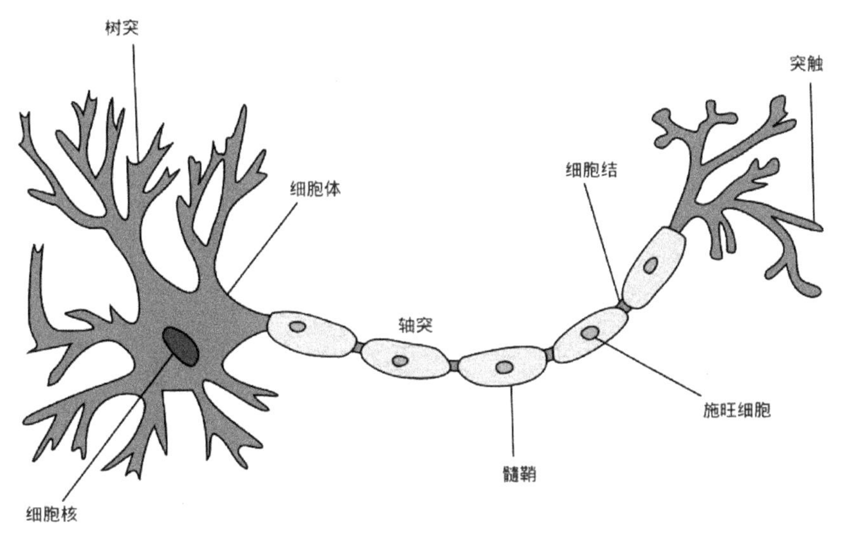

图 1-12　神经元的轴突与树突

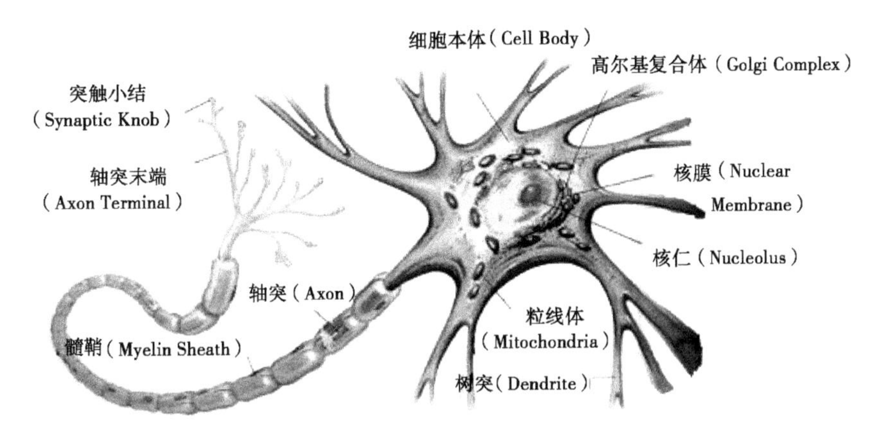

图 1-13　树突棘

轴突的末梢有若干分支，每个分支末端膨大形成小球状，这是神经元传出神经冲动的终端，通常，在小球后面，紧紧靠着另一个神经元的树突或细胞体，或紧紧靠着一个效应细胞（如肌肉细胞或腺细胞）的细胞膜，这就形成了突触（Synapse），它是神经元传递信息的重要结构，是神经元与神经元之间或神经元与非神经细胞之间发生功能联系的地方（图 1-14）。最常见的就是一个神经元的轴突终末或其侧支的终末与另一个神经元的树突或胞体连接，构成轴 - 树、轴 - 棘和轴 - 体连接，此外，还有轴 - 轴连接（图 1-15）。一个神经元的任何一个部位都可形成突触，甚至一个神经元的自身突起也可形成自身突触（Autapse）。

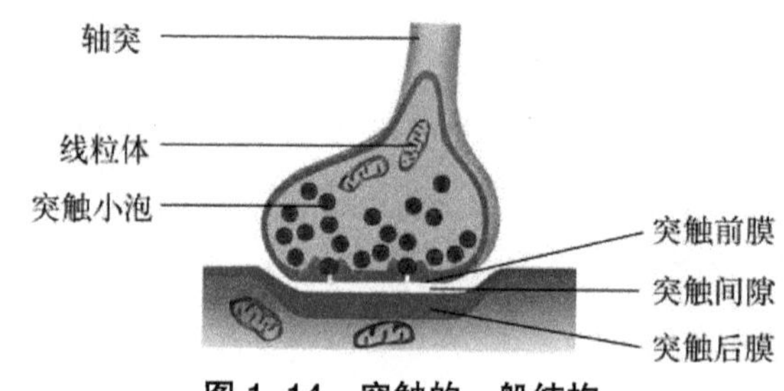

图 1-14　突触的一般结构

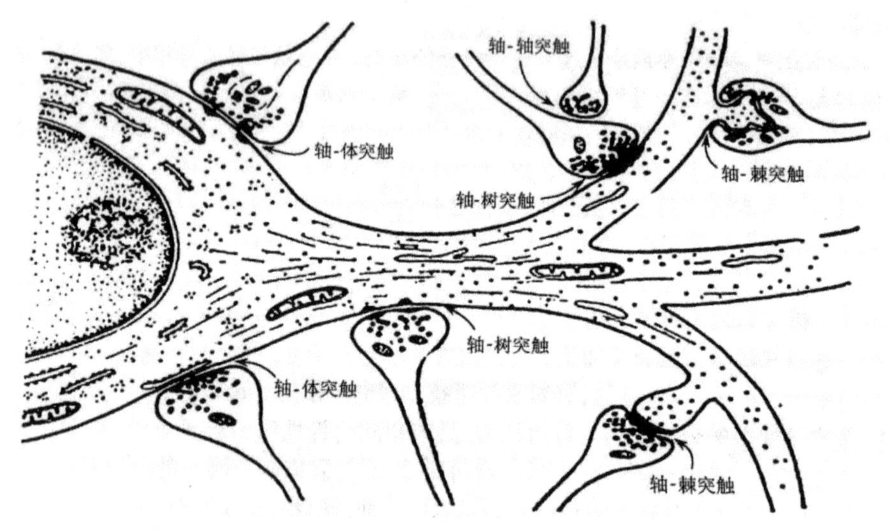

图 1-15　突触的连接方式（李继硕，2002 神经科学基础）

突触的结构可分突触前部（Synaptic Element）或突触前成分、突触间隙（Synaptic Cleft）和突触后部（Postsynaptic Element）3 部分。突触前、后成分彼此相对的细胞膜分别称为突触前膜（Presynaptic Membrane）和突触后膜（Postsynaptic Membrane），二者之间宽 15 ～ 30nm 的狭窄间隙为突触间隙，内含糖蛋白和一些细丝。突触前成分在镀银标本中呈现为棕黑色的环扣状，附着在另一神经元的胞体或树突上，称为突触扣结（Synaptic Bouton）。突触扣结内含有许多突触小泡（Synaptic Vesicle），这些突触小泡大小和形状不一，为圆形或扁平形，有的清亮，有的含有致密核心（图 1-16）。突触小泡内含有称为神经递质的物质。

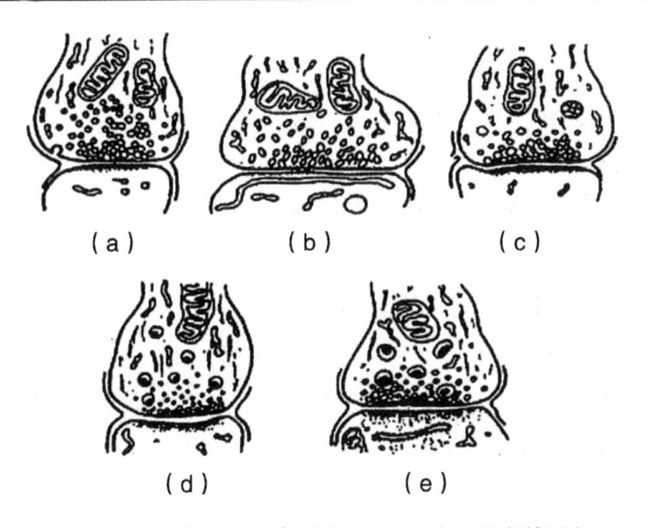

图 1-16　囊泡形态（李继硕，2002 神经科学基础）

（a）圆形囊泡；（b）扁平囊泡；（c）不规则囊泡；（d）小颗粒囊泡；（e）大颗粒囊泡

第二节　神经胶质的基本结构与功能

神经胶质细胞（胶质细胞）包括星形胶质细胞、少突胶质细胞、小胶质细胞和室管膜细胞等（图 1-17）。在中枢神经系统中，神经胶质的数量比神经元要高数十倍，神经胶质对神经元有支持、营养、保护和修复作用，没有传导神经冲动的作用。

大胶质细胞主要包括星形胶质细胞、少突胶质细胞、小胶质细胞和室管膜细胞。其中星形胶质细胞数量最多，功能复杂。近年来的研究表明，星形胶质细胞具有多种功能，可调节神经元代谢和离子环境，合成和分泌神经营养因子等活性物质，参与脑免疫反应，引导神经元迁移。少突胶质细胞的功能主要是形成中枢神经系统神经纤维的髓鞘。小胶质细胞是神经系统中的巨噬细胞，参与神经系统病变。中枢神经受损伤时，处于静止状态的小胶质细胞被激活，变为巨噬细胞并进行增殖，吞噬和清除细胞碎片及溃变物质。室管膜细胞主要参与神经组织与脑脊液之间的物质交换。

一、星形胶质细胞

星形胶质细胞是胶质细胞中体积最大、脑内分布最广泛的胶质细胞。细胞呈星形，核呈圆形，较大，染色较浅。胞体发出多而长的分支突起，伸展并填充于神经元胞体及突起之间，起到支持和分隔的作用。根据其所在部位及突起的形态特点，星形胶质细胞又可分为3类：①纤维性星形胶质细胞，此类细胞多见于皮质，细胞的突起细长、分支少，其胞质内含有胶质丝，组成胶质丝的蛋白质称为胶质原纤维酸性蛋白。②原浆性星形胶质细胞，此类细胞多分布于灰质，细胞的突起较粗短，分支多，胞质内胶质丝较少。③特殊类型的星形胶质细胞，包括小脑的Bergman胶质细胞、视网膜的Muller细胞、垂体细胞等。

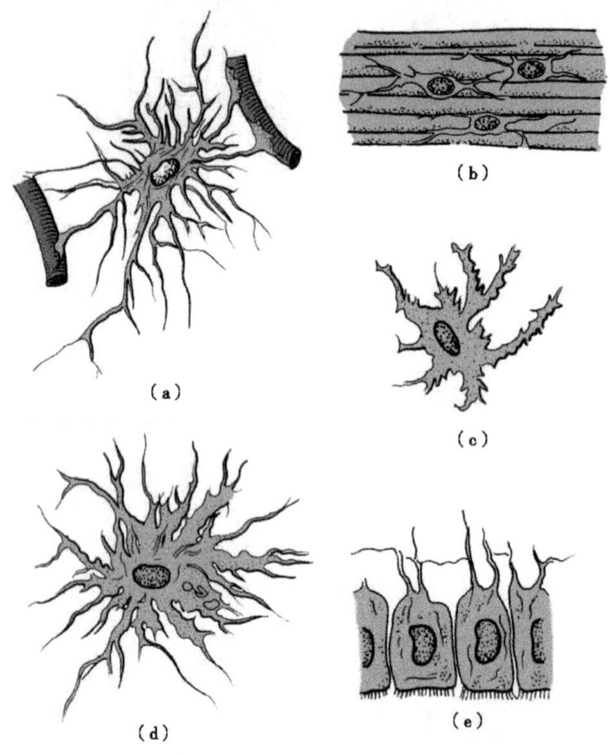

图1-17　神经系统内的胶质细胞(廖华，系统解剖学)

(a)纤维性星形胶质细胞；(b)在纤维束之间的少突胶质细胞；(c)在灰质中的小神经胶质细胞；(d)原浆性星形胶质细胞；(e)室管膜细胞

通过免疫细胞化学、神经培养、电生理、原位杂交及膜片钳等技术研究，对星形胶质细胞的功能有了更深刻的认识。星形胶质细胞的细胞膜有较高的K^+通透性和稳定的pH。同时能转运多种神经活性氨基酸，如谷氨酸和γ-氨基丁酸等，以保护神经元免受此类氨基酸的细胞毒性的影响。星形胶质细胞能够产生多种胶质细胞源性细胞外基质，如层粘连蛋白、神经细胞黏着分子、神经钙黏着蛋白和胶质细胞源性连接蛋白等。在体外培养中，神经突起的生长与延长需要星形胶质细胞条件培养基中的层粘连蛋白与胶质细胞源性连接蛋白的相互作用。这些胶质细胞源性细胞外基质，为生长中的神经元突起提供了十分重要的黏着基质。此外，星形胶质细胞在受损和被激化的条件下也可产生多种生长因子。这些生长因子对中枢神经在发育时期的细胞存活、繁殖、迁移和分化以及成年时期的细胞功能的维持都有重要影响。它们主要包括神经生长因子、睫状神经营养因子、成纤维细胞生长因子等。同时，星形胶质细胞也是免疫活性细胞，能参与局部免疫反应。被激活的星形胶质细胞又是细胞因子的来源，包括Ⅱ -1、Ⅱ -6、γ－干扰素、肿瘤坏死因子和转化生长因子等。实验证明，星形胶质细胞具有多种神经递质的受体，如乙酰胆碱(ACh)受体、多巴胺受体、肾上腺素受体、5-羟色胺受体以及一些神经肽受体。因而神经元兴奋时所释放的神经递质同样也可引起胶质细胞产生复杂的生物效应。

二、少突胶质细胞

少突胶质细胞是中枢神经系统的成髓鞘细胞，与周围神经的成髓鞘细胞——Schwann 细胞包卷轴突形成髓鞘的方式不同，后者只包卷一条轴突，形成一条有髓神经纤维；而少突胶质细胞则为一个细胞同时发出多个突起，包卷数条以至数十条轴突，形成有髓神经纤维。

研究发现，少突胶质细胞的突起并不少，且分支较多。少突胶质细胞遍布于中枢神经的灰质与白质，尤以白质为多。它们或沿神经束排列成行，或傍依神经元胞体。少突胶质细胞的胞体比星形胶质细胞略小，核呈圆形或卵圆形，常在细胞的一侧。其染色比星形胶质细胞更深，而且其染色质斑块不均匀。胞质内富含核蛋白体，有微管和其他细胞器，胶质丝很少，有的甚至没有胶质丝。根据少突胶质细胞在中枢内的位置和分布，可将其分为下列 3 类：①束间少突胶质细胞分布在中枢神经系统白质的神经纤束之间，成行排列，在胎儿和新生儿时期含量较多，在髓鞘形成过程中迅速减少。②在神经细胞周围，少突胶质细胞分布在中枢神经的灰质区，常位于神经元周围，与神经元关系密切，故又可称神经元周卫星细胞。③主要分布在中枢神经内的血管周围的少突胶质细胞。

（一）少突胶质细胞发育阶段划分

神经元和神经胶质细胞来自共同的多潜能神经干细胞，在个体发育中，神经干细胞在微环境的改变下，逐渐分化为组成中枢神经系统的各种形态和功能不同的细胞。少突胶质细胞在由先祖细胞到成熟的少突胶质细胞的发育过程中，其形态、表达产物和功能呈现一个渐变及连续的过程。现依据其抗原表达以及形态和功能分为下列发育阶段。

1）前O2A祖细胞，细胞呈光滑圆形，体外培养时在星形胶质细胞表面似葡萄样成簇生长，具有神经干细胞的特征，表达神经节苷脂GM1、波形蛋白（Vimentin）、神经上皮干细胞蛋白（Nestin）和多唾液酸神经细胞黏着分子（Polysialic Acid-Neural Cell Adhesion Molecule，PSA-NCAM），常用PSA-NCAM抗体标记前O2A祖细胞。

2）O2A祖细胞也称少突胶质祖细胞（Oligodendrocyte Progenitor），典型者具有双极突起，体外培养时为双潜能细胞，调整培养液成分可分化为少突胶质细胞或Ⅱ型星形胶质细胞，保留增殖能力，且在各阶段细胞中迁移能力强。O2A祖细胞表达A2B5、神经节苷脂GM1、GD3、GQ和波形蛋白，常用A2B5抗体标记。

3）原少突胶质细胞，典型者具有三极突起，是O2A祖细胞沿少突胶质细胞分化途径的第一阶段，细胞增殖及迁移能力较前者明显减弱，表达神经节苷脂GD3、O4等。O2A祖细胞为A2B5+/O4-，而原少突胶质细胞为A2B5+/O4+。

4）未成熟少突胶质细胞为分裂终期细胞，突起较多且邻近者相连呈蜘蛛网状，丧失迁移性，尚未具有形成髓鞘的能力，抗原表达特征为A2B5 ± O4+/GC+/PLP-。

5）成熟少突胶质细胞部分突起膜呈泡状或相连成片，具备形成髓鞘的能力，抗原表达特征为O4+/PLP+/BP+。

（二）细胞因子对少突前体细胞迁移的影响及作用机制

细胞因子由造血系统、免疫系统或炎症反应中的活化细胞产生，能调节细胞分化增殖和诱导细胞发挥功能，是高活性多功能的多肽、蛋白质或糖蛋白。在中枢神经生长和再生过程中，神经细胞的存活、代谢、营养供应，神经突起的生长、行进路线的确定以及对靶细胞的选择等一系列活动都离不开各种外界信息的影响。迄今为止，已经发现许多能够调节神经生长和再生的因素，包括神经胶质、神经营养因子、神经黏着因子、神经诱向因子、神经突起生长抑制因子、激素及生物物理因素等。神经系统受损后的数天内，可观察到髓鞘和轴突的再生，其中包含有少突胶质细胞的迁移，但随后星形胶质细胞等因素阻碍了其进一步的生长。大量的细胞因子在神经组织受损后被释放，因此，细胞因子的变化对神经再生的影响一直是此领域研究的重点，而少突胶质细胞迁移到损伤部位形成髓鞘是神经元轴突正常行使功能的前提。

（三）少突前体细胞与迁移相关的膜蛋白

体内少突前体细胞的迁移在星形胶质细胞的表面、细胞外基质分子或轴突束表面进行。细胞因子受体，如 PDGFR 由 α 和 β 两条链组成，都属于免疫球蛋白超家族。细胞表面的 PDGFR 有 3 种表现形式：αα、αβ 和 ββ。ββ 型受体只结合 PDGF-BB，而 αα 和 αβ 能结合 3 种 PDGF 的亚型。大鼠神经系统发育后期的胶质细胞和少突胶质细胞只表达 αα 型受体。PDGFR 的细胞内部都有酪氨酸激酶区域，三型受体介导的信号传导过程基本相同，FGFR 至少有 4 种，两种具有酪氨酸激酶活性，三型受体介导的信号传导过程基本相同。

（四）细胞外基质分子

细胞外基质（Extracellular Matrix ，ECM）是填充于细胞间隙的多种蛋白质和多糖，连接细胞交织成网络结构。在胚胎早期，处于基质中的细胞可沿网络移动，并且细胞与细胞、细胞与 ECM 间的相互作用还依赖于细胞表面的一些黏着分子。已知的存在于 ECM 中的黏着分子包括胶原（Collagen）、层粘连蛋白（Laminin）、纤连蛋白（Fibronectin）、玻连蛋白（Vibronectin）、骨桥蛋白（Osteopontin）等。

（五）少突前体迁移的抑制因素

星形胶质细胞尽管分泌层连蛋白等物质，但对少突前体的迁移却起抑制作用。成熟的少突胶质细胞不仅表达能抑制神经轴突生长的因子，而且在体外实验中还可使少突前体突起崩溃并丧失活动性。少突胶质细胞迁移涉及的因素较多，外界环境的改变（如细胞因子水平、细胞外基质分子水平等结合性或趋化性刺激）通过细胞膜蛋白影响跨膜信号系统和细胞内信号系统，引起细胞骨架的改变，使细胞膜与基质发生断续的黏附和脱黏附，结果表现为细胞的定向运动。在少突胶质细胞不同发育阶段，其迁移能力的不同也说明了在胚胎发育期和出生后的一定时间内中枢神经组织时空方面的有序性。这个领域的研究将进一步阐明神经发育的机制，同时也将为髓鞘发育障碍及脱髓鞘疾病的治疗提供基础研究方面的支持。

三、小胶质细胞

小胶质细胞（Microglia）是胶质细胞中最小的一种，只有中枢神经胶质细胞总数的10%，胞体细长或椭圆，核小，呈扁平或三角形，染色较深。细胞的突起有细长分支，表面有许多小棘突。小胶质细胞遍布于整个脑区，在海马结构、嗅脑、端脑、基底核和黑质等处密度最大。小胶质细胞突起的分支形式也可因区域不同而有差别。成年的小胶质细胞一般呈现3种状态，静止或分支的小胶质细胞、激活的或反应性小胶质细胞和吞噬性小胶质细胞。小胶质细胞可以用免疫细胞化学方法及某些植物凝集素观察，从而可与其他胶质细胞区别开来。小胶质细胞的来源不同于起源于神经外胚层的其他胶质细胞，研究认为，小胶质细胞是迁移、定居于脑内的巨噬细胞。

四、室管膜细胞

室管膜细胞（Ependymal Cell）是位于脑室和脊髓中央管内面的一层立方、柱形或扁平形细胞，构成室管膜，它是胚胎时期神经上皮的遗留物。室管膜细胞表面有许多微绒毛，在脑室部分的室管膜细胞表面的绒毛摆动具有推送脑脊液的作用。室管膜细胞的胞核呈规则的卵圆形，有核仁。某些部位或在胚胎时期的室管膜细胞，在细胞底部有一个或多个长的放射状突起，伸到室管膜下层，具有支持神经元并为神经元提供迁移路线的作用。

参考文献

[1] 王延华 .2013. 神经细胞培养理论与技术 [M]. 第3版 . 北京：科学出版社，1-11.

[2] 廖华 . 2018. 系统解剖学 [M]. 北京：高等教育出版社，244-248.

[3] 柏树令 .2008. 系统解剖学 [M]. 北京：人民卫生出版社，273-280.

[4] 李继硕 .2002. 神经科学基础 [M]. 北京：高等教育出版社，88-99.

[5] 姚泰 .2001. 生理学 [M]. 第5版 . 北京：人民卫生出版社，136-143.

[6]Grbatinić I, Marić D L, Milošević N T. 2015. Neurons from the adult human dentate nucleus：neural networks in the neuron classification [J]

Theor Biol. 370：11–20.

[7]Sui D，Wang K，Chae J，et al.2014. A pipeline for neuron reconstruction based on spatial sliding volume filter seeding[J].Comput Math Methods Med. 2014（2）：386974.

[8]Yip S H，Boehm U，Herbison A E，et al. 2015. Conditional viral tract tracing delineates the projections of the distinct kisspeptin neuron populations to gonadotropin–releasing hormone（GnRH）neurons in the mouse[J]. Endocrinology. 156（7）：2582–2594.

[9]Biber K，Owens T，Boddeke E. 2014. What is microglia neurotoxicity（Not）? [J].Glia.62（6）：841–854.

[10]Bogie J F，Stinissen P，Hendriks J J.2014. Macrophage subsets and microglia in multiple sclerosis[J]. Acta Neuropathol. 128（2）：191–213.

[11]Suzumura A.2013. Neuron–microglia interaction in neuroinflammation[J].Curr Protein Pept Sci. 14（1）：16–20.

[12]Saif N，Rubayat K，Sharmind N. 2018. The biology of glial cells and their complex roles in alzheimer's disease：new opportunities in Therapy[J]. Biomolecules. 8（3）：93–95.

[13]Delgehyr N，Meunier A，Faucourt M，et al. 2015. Ependymal cell differentiation，from monociliated to multiciliated cells[J]. Methods Cell Biol. 127：19–35.

[14]Hegan P S，Ostertag E，Geurts A M，et al. 2015. Myosin Id is required for planar cell polarity in ciliated tracheal and ependymal epithelial cells[J]. Cytoskeleton（Hoboken）. 72（10）：503–516.

[15]Kong J N，Hardin K，Dinkins M，et al. 2015. Regulation of Chlamydomonas flagella and ependymal cell motile cilia by ceramide–mediated translocation of GSK3[J]. Mol Biol Cell. 26（24）：4451–4465.

[16]Bonnans C，Chou J，Werb Z. 2014.Remodelling the extracellular matrix in development and disease[J]. Nat Rev Mol Cell Biol.15（12）：786–801.

[17]Halper J，Kjaer M. 2014. Basic components of connective tissues and extracellular matrix：elastin，fibrillin，fibulins，fibrinogen，fibronectin，laminin，tenascins and thrombospondins[J]. Adv Exp Med Biol. 802：31–47.

[18]Screen H R，Berk D E，Kadler K E，et al. 2015.Tendon functional extracellular matrix[J]. J Orthop Res. 33（6）：793–799.

第二章　神经细胞体外培养方法

细胞是生命的最基本单位,具有生命个体特有的遗传信息和功能特性。生命科学发展日新月异,人们已经能从分子、基因水平上认识人类各种疾病的发生发展机制。细胞培养是各类体外实验的重要技术,分子生物学的各类新技术,如电镜技术、放射性核素标记、单细胞显微注射、荧光免疫、电泳技术、细胞融合杂交瘤技术,都必须借助体外培养的细胞来完成。尤其神经细胞体外培养对技术、操作条件的要求更为苛刻,每一步操作都需要严格要求。

第一节　神经细胞培养的基本操作和要求

一、神经细胞培养室的基本设备

细胞培养室至少需要一间无菌操作间及一间准备室,无菌操作间内主要设备包括超净台、37℃培养箱和倒置显微镜。准备室可进行储存、清洗、消毒及更衣。在可能的空间范围内,尽量将不同功能区域设置成单独房间。整个区域的空气须经过过滤,空气洁净度一般达 10^4 颗粒 /m^3 以下,操作区达 10^2 颗粒 /m^3 以下。无菌操作区需要与外界隔离,不允许无关人员穿行或受其他因素干扰。房间顶部不宜过高,保证紫外线的有效灭菌效果,墙壁光滑无死角,便于清洗和消毒。工作台与墙壁保持一定距离,不宜贴墙放置。细胞培养室需要安装紫外线杀菌设备和空气过滤恒温恒湿设备,定期进行清洁消毒。紫外线可产生臭氧,臭氧为强氧化剂,能同细菌的胞膜及酶蛋白氢硫基进行氧化分解反应。通过臭氧气体弥漫性扩散,可达到杀菌的目的。消毒后,室内的残留臭氧需要 30 ～ 40min 即自行还原成氧气,不留异味,消毒物体表面不留余毒。

（一）超净台的准备工作

用鼓风机驱动空气经过高效过滤装置净化后再通过工作台面，使工作台面构成无菌环境，工作台可设置定时紫外线消毒。超净台需要定期更换过滤装置。神经细胞培养常用的为外流式超净台或水平层流式超净台。外流式超净台使净化后的空气面向操作者流动，故外界气流不致混入操作区。

使用超净台需要注意以下事项：

1）超净台需安装在清洁无尘房间内，空气洁净度一般达 10^2 颗粒 /m^3 以下，避免超净台滤器阻塞，降低净化效果，缩短使用寿命。

2）使用超净台前用喷壶喷洒乙醇，消毒台面，提前 30min 用紫外线灭菌灯消毒工作区。

3）消毒完毕后，启动送风机使之运转 2min 后再进行培养操作。

4）工作区内避免堆积杂物，每次细胞培养操作后，将个人使用物品清理干净。

5）定期更换超净台过滤器，通常高效过滤器需 3 年换一次。

6）细胞培养过程中，进入超净台的物品应使用乙醇消毒。

（二）CO_2 培养箱的准备工作

体外培养的神经细胞要在恒定的温度下才能生存，最适温度是 37℃，温度波动范围一般不应超过 ±3℃，温度的波动大于 2℃以上时，持续数小时神经细胞即不能耐受，尤其是原代培养的神经细胞将很快死亡。现在使用的恒温培养箱一般均具有较高的灵敏度。培养神经细胞的 CO_2 孵箱需要一定的 CO_2（5%），可维持培养液的 pH 稳定，原代培养神经细胞常用培养皿或培养板，一些特殊的神经细胞尚需要多聚赖氨酸包被，或为进一步检测需要，可在培养皿内放置盖玻片，将盖玻片经过特殊处理，神经细胞种植在盖玻片上。培养箱使用前，必须用紫外线灯或乙醇擦拭消毒，箱内空气保持清洁，箱内的相对湿度为 100%，防止培养液蒸发，箱内要放置盛有无菌蒸馏水的水槽。

（三）倒置相差显微镜的准备

为了实时观察培养细胞的生长状况，需使用倒置相差显微镜观察细胞。Olympus、Nikon 和 Leica 等厂家均有相差显微镜，最好配置 CCD，方便采集实验数据，记录细胞形态。显微镜一般放置在细胞培养室，观察细胞形态需消毒显微镜载物台，特别是使用培养皿和培养板培养细胞时，注意封闭培养器皿，以免造成细胞污染。

（四）冰箱

细胞培养室必须配备一台低温冰箱（-20℃），最好配置实验室专用冰箱，存储培养液、生理盐水、D-Hanks 液、试剂等培养用的物品。-20℃低温冰箱用于储存需要冷冻保持生物活性及较长时期存放的制剂，如血清、胰酶等。细胞培养室的冰箱不得存放挥发、易燃等对细胞有害的物质。

（五）细胞冷冻储存设备

常用的是液氮罐，液氮罐具有多种规格，选择液氮容器时要考虑容积大小，常用的有 30L、50L 及 70L，需要定期添加液氮。冻存细胞需要选择质量较好的进口冻存管，防治冻存、复苏过程中，质量不过关的冻存管发生炸裂。存取冻存管，需要佩戴防护镜及防护手套。冻存细胞尽量放置在液氮罐下层的架子上，以防液氮挥发过多，不能覆盖冻存管。

-80℃冰箱可作为短期存储标本设备。存放房间需保持通风，与墙壁保持一定距离。使用时注意戴防护手套，将冰箱内空间进行分区，方便取放，避免长时间打开冰箱。

（六）离心机及天平

细胞培养需要离心机制备细胞悬液、调整细胞密度、洗涤和收集细胞。细胞沉降常使用 800 ～ 1 000r/min 转速，离心 10 ～ 15min。离心前，试管需要使用天平配平，避免损伤离心机轴承。

（七）体视显微镜

原代神经细胞培养常需要在体视显微镜下取材，体视显微镜也应该放在超净台内备用。体视显微镜常用的品牌有 Olympus、Nikon、Leica 等。

二、神经细胞培养的准备

（一）神经细胞培养器械准备

1. 神经细胞培养用的器皿

1）神经细胞培养常用培养瓶、培养皿和培养板。神经细胞为贴壁生长细胞，故要选择高品质的培养器皿。常用品牌有 Costar、Nunc 等，这些品牌的塑料培养皿亲水，底部光滑、透明度好，方便观察，并且均为无菌包装，可直接使用。

2）离心管、枪头、吸管、冻存管及加样器均需提前消毒，烘干备用，每次培养前，需将要使用物品喷洒乙醇后，放入超净台内，打开紫外线消毒灯，消毒 30min。

3）取材器械需要提前消毒、烘干，主要用于解剖、取材、剪切组织及操作时取物件。常用器械包括手术刀、手术剪或解剖剪（弯剪及直剪）、显微组织镊（弯、直）用于解剖、分离及切剪脑组织，血管钳及眼科镊用于持取无菌物品（如小盖玻片）、夹持组织等，200 目滤网用于过滤组织碎片、结缔组织等。

2. 神经细胞培养所需要的液体

（1）培养基

神经细胞常用的培养基有 DMEM/F12、Neural basal 等，常用品牌有 Gibco、Hyclone 等，包含必需和非必需氨基酸、维生素糖类、有机和无机化合物、激素、生长因子、微量矿物质。氨基酸是组成蛋白质的基本单位，不同种类的神经细胞对氨基酸有不同的要求。 维生素是维持神经细胞生长的生物活性物质，在细胞中作为酶的辅酶，对神经细胞的代谢有很大的影响，其中叶酸维生素 B（核黄素）、烟酰胺、生物素、钴胺素、泛酸、吡哆醇和维生素 C 等，是细胞培养所必需的。糖类是神经细胞合成蛋白质和核酸的碳源，主要有葡萄糖、核糖、脱氧核糖、丙酮酸钠和乙酸钠等。无机盐用于神经细胞的代谢和调节细胞的渗透压，除钠、钾、镁、钙、磷、氮、氯等基本无机离子外，还包括铁、铜、锌、钴、锰、硒等微量离子。

（2）平衡盐

可以维持渗透压，调控酸碱平衡，可供给细胞生存所需的能量和无机离子成分，也常用来洗涤组织和细胞，最常用的是 Hanks 液、PBS。

（3）血清

血清中含有丰富的营养成分，包括多种生长因子及许多未知的成分。神经细胞的生长都依赖血清。常用小牛血清和胎牛血清，Gibco 和 Hyclone 均有高品质的血清销售。瓶装血清购买后，需要分装，-20℃保存，避免反复冻融。

（4）抗生素

培养液中通常可加入适量的抗生素，预防细菌污染。常用的抗生素有青霉素、链霉素等。青霉素常用剂量 100U/mL，链霉素常用剂量 100g/mL。预防真菌污染则常用两性霉素（2μg/mL）或制霉菌素（254g/mL）。但神经细胞培养过程中，也可不添加抗生素，特别有些神经细胞对培养条件敏感，抗生素有一定的毒性。毕竟细胞一旦污染，即使添加了抗生素后，细胞勉强存活，细胞的状态对实验结果也有干预，故污染细胞应及时处理，避免污染其他细胞。

（5）消化液

神经细胞长至汇合状态时，需进行传代。消化液可使细胞脱离培养器皿，经吹打，离散成单个细胞。常用的消化液是 0.25%、0.125% 的胰酶和 0.02% 的二乙烯四乙酸二钠（EDTA）溶液。

三、神经细胞培养的基本操作

（一）无菌操作准备

无菌操作是决定神经细胞体外培养成功的关键。体外细胞生存环境发生了很大变化，培养的神经细胞缺乏抗感染能力，应无菌操作，最大限度地防止微生物污染所用的一切物品，包括液体，均应无菌。

1. 材料

操作间、超净台、CO_2 培养箱及其细胞培养所需要的材料，如培养板（瓶）、枪头盒、吸管、体视显微镜、乙醇灯、移液器、废液缸等均需用紫外线灯灭菌，消毒 30min。紫外线有直接杀菌的作用，应避免工作用品重叠放置遮挡射线，而应将物品充分暴露在紫外线下，保证杀菌效果。

2. 着装

实验操作需要戴口罩、工作帽、手套、工作服，更换拖鞋。以上物品放置在准备间，实验前，紫外线灯照射 30min。

3. 乙醇灯火焰消毒

神经细胞培养前，部分操作需要在乙醇灯火焰上烧灼进行，如安装吸头、启开或封闭瓶口等。金属器械不能在火焰中烧灼时间过长，尤其是显微操作器械。乙醇灯需使用不含杂质的乙醇，避免有毒杂质吸附器械。将器械在乙醇灯外焰快速来回烧灼 2 ～ 3 次即可。

所用物品进入超净台前，需要喷洒乙醇消毒，防止死角没有被紫外线照射的细菌污染培养细胞。

（二）培养操作准备

所有的培养操作均需要动作准确敏捷，避免操作台内空气流动，增加污染机会。操作台内物品放置要合理，在培养过程中，需要打开无菌试剂或培养容器时，均需要将物品放置在乙醇灯火焰前方。由于操作台气流向外流动，乙醇灯火焰对经过无菌操作区的气流有再次消毒作用。工作台面上的用品原则上应是右手使用的物品放置在右侧，左手使用的物品放置在左侧，乙醇灯置于中央。

1）除特殊要求的试剂外，实验所需的各种液体，从冰箱取出后，37℃孵育，备用。

2）培养用品打开后，平放于乙醇灯前方，开口向上长时间直立会增加空气中细菌落入机会，尽量减少打开培养板的次数。

3）吸取各种培养液、PBS、细胞悬液，均应分别使用各自的吸管，不能混用，以防扩大污染或导致细胞交叉污染。吸管一旦接触培养细胞或触碰其他器皿，需及时更换，避免再次抽吸分装培养液体。

4）操作中，不能面向操作区域说话或咳嗽，以免唾沫把细菌或支原体带入工作台面发生污染。

第二节　神经细胞的培养、传代及复苏

一、实验原理

神经细胞培养是将神经细胞从脑、脊髓或周围神经中取出，模拟体内的生长条件，使其在体外持续保持生长和增殖的状态。原代培养的神经细胞常为几种类型的细胞混合生长，例如，因取材部位的不同，各类神经元和神经胶质细胞常常混合生长，互相影响、互相作用，所以不同神经细

胞培养间并无严格区别，但某些特殊类型的神经细胞，需要特殊的培养方法。

（一）神经细胞生长类型

体外培养的细胞按其生长方式的不同可分为贴附生长型和悬浮生长型两大类。

1. 贴附生长型的神经细胞

这类神经细胞需要在支持物表面生长，从神经组织转移到体外培养时，必须依附在底物上才能生长。这类神经细胞在活体内时具有特殊的形态，但在体外支持物上生长时则在形态上趋于单一，失去原有的某些特征。此类神经元胞体较大，轴突及树突向外伸展，根据神经元的不同种类，突起形态各不相同。神经胶质细胞形似梭形，突起比神经元短、粗、直。神经细胞经培养后，互相紧密连接成单层或连接成片。

2. 悬浮生长型的神经细胞

在体外培养环境中呈悬浮状态生长，不需要底物的支持。神经干细胞克隆球在悬浮状态下生长时，呈圆形或桑葚胚形。

（二）生长特点

神经细胞可以贴附生长在玻璃、塑料表面，有些特殊的神经细胞需要在玻璃或塑料培养器皿表面进行处理后才可以贴附。在未贴附前培养细胞呈球状，附着于底物后，细胞将逐渐伸展而形成一定形态。各类神经细胞贴壁的时间有差异，在培养过程中，常利用这种特性，进行初步的神经细胞筛选。神经细胞的伸展与培养体系中的一些物理和化学因素有关，钙离子浓度、pH 值、温度及培养基的流速等均可影响细胞的贴附。

体外培养的神经细胞具有接触抑制性，当两个细胞接近时，其中之一或二者都将停止相向移动，继而进行反向移动，这就保证了相邻的细胞不发生重叠。培养细胞生长至汇合成单层时，由于细胞变得密集，与培养基接触的表面积减小，细胞停止分离增殖，并在静止状态维持一段时间。细胞的这种生长特性称为密度依赖性，细胞的密度常与培养基中的血清浓度有关。

二、实验方法

（一）实验试剂

实验所用试剂见表 2-1。

表 2-1　实验试剂

试剂名称	厂家
胎牛血清	Hyclone 产品
DMEM 培养基	Gibco 产品
DMSO	Sigma 公司
台盼蓝	Sigma 公司
多聚赖氨酸	Sigma 公司
胰蛋白酶	Sigma 公司

（二）主要仪器和设备

实验所需的主要仪器和设备见表 2-2。

表 2-2　主要仪器和设备

仪器和设备名称	厂家
SW-CJ-1F 标准型净化工作台	上海实验仪器厂
BCD-217 海尔冰箱	海尔公司
DHP120 电热恒温培养箱	上海实验仪器厂
JA5003N 电子天平	上海精密科学仪器厂
MCO-17AIC 二氧化碳培养箱	日本三洋公司
MDF-U4086S 超低温冰柜	日本三洋公司
LDZ-2A 台式离心机	北京医用离心机厂
电热三用水浴箱	北京医疗器械厂
TGL-16G 高速台式离心机	上海安亭科学仪器厂
OLYMPUS CK40 倒置显微镜	日本奥林巴斯公司

（三）试剂配制

1.DMEM 完全培养基

DMEM 完全培养基中加入 10%胎牛血清，100U/mL 氨苄青霉素及硫酸链霉素，4℃保存备用。

2. 胎牛血清

室温融化后，56℃水浴，补体灭活 30min，室温冷却后，分装，4℃冰箱保存。

3. 细胞冻存液

完全培养基中加入 20%胎牛血清及 10% DMSO，4℃保存。

4. PBS 缓冲液

NaCl 8.0g，KCl 0.2g，$Na_2HPO_4 \cdot 12H_2O$ 2.9g，KH_2PO_4 0.2g，加三蒸水 800mL 溶解，调节 pH 到 7.4，定容至 1 000mL，高压灭菌，4℃保存。

5. D-Hanks 液

NaCl 8.0g、KCl 0.4g、Na_2HPO_4 0.06g、KH_2PO_4 0.06g、$NaHCO_3$ 0.35g、酚红 0.02g，加三蒸水 900mL，pH 调至 7.0，定容至 1 000mL，过滤除菌，4℃存放。

6. 多聚赖氨酸

多聚赖氨酸粉剂 200mg，用生理盐水溶解至 200mL，用 0.22 μm 滤膜过滤除菌，分装成每管 1mL，-20℃保存备用。包被培养皿时，室温作用 4h，吸去包被溶液，将培养皿用无菌培养用水漂洗 4 次，置于超净台内晾干。

7. 台盼蓝染液

称取台盼蓝 4.0g，研磨，加蒸馏水至 100mL，滤纸过滤，4℃保存。使用时稀释 10 倍，使其终浓度为 0.4%。

（四）实验器械

培养皿，玻璃吸管，离心管，橡胶吸头，枪头 10μl、200μl、1 000μl，培养瓶，冻存管。

（五）实验步骤

1. 细胞培养

将细胞培养在含 10%胎牛血清、100U/mL 氨苄青霉素及 100U/mL 链霉素的 DMEM 完全培养基中，于 37℃、饱和湿度、5% CO_2 浓度下培养，2 ～ 3d 换液一次。实验均取对数生长期细胞。

2. 细胞传代

细胞生长一定时间后，达到较高的密度，此时便应将原代细胞接种到新器皿中，这个过程称之为传代。通常细胞传代数天或 1 周即可重复一次，传代可持续数月。传代期的细胞增殖旺盛，保持二倍体核型，并保留原组织细胞的许多特征。细胞经长期反复传代后，细胞的形态及某些特性会有所改变，传代至一定时间后（传到 30 ～ 50 代），细胞增殖变慢。原代培养的神经元不可以传代。

当细胞生长增殖成单层、80％汇合成片时，吸除旧培养液，用 D-Hanks 液漂洗 2 次。加入适量 0.05％胰蛋白酶液，在倒置显微镜下观察确定消化时间。当胞质回缩，细胞间隙变大时，除去消化液，用 D-Hanks 液轻洗 2 次，轻轻吹打至细胞全部脱落。一分为二，补足培养基，置 CO_2 恒温箱中培养。

3. 细胞计数

细胞培养需要了解分离细胞的密度，才能够控制接种的细胞数量。传统的细胞记数采用血球计数器进行细胞计数，工作原理主要为台盼蓝能使受损的细胞着色，而健康细胞不着色，在显微镜下计数不着色细胞。现在通常使用电子细胞计数仪，计数准确可靠。

实验步骤如下：

1）用乙醇冲洗计数板后，用擦镜纸擦干净，备盖玻片一张。把盖玻片覆在计数板上面，使之微微移向一侧，露出计数板台面少许，以便滴加细胞悬液。

2）使用吸管将细胞混悬液轻轻反复吹打，使细胞重悬混匀后，立即吸细胞悬液少许，向离心管内滴入细胞悬液 9 滴，再滴入台盼蓝染液 1 滴，混匀，静置 2 ～ 3min。

3）将计数板平放在显微镜台上，立即从计数板边缘轻轻滴 1 ～ 2 滴已染色的细胞悬液，使之充满计数板和盖玻片间的空隙中。

4）镜下观察可见细胞分散各处，正常细胞胞体完整、透明、不着色，凡着色细胞均匀的为异常细胞，不计数。计算四角大方格内的细胞数，压线的只计数左线和上线的，右线和下线的不计算在内（即仅计算压两个边的细胞），然后按公式计算：

细胞数 / 毫升原悬液 =4 大格细胞总数 /（4 × 10 000 × 稀释倍数）

5）通过计数测知悬液中细胞数后，可根据实验所需细胞数量向培养容器中接种。细胞接种数量随实验目的、血清含量和细胞生物性状而定，一般细胞接种量在 1×10^3 ～ 10×10^3 个 /mL 范围内。实验周期短，希望细胞增殖较快时，接种量可大些。

细胞计数操作中，还需要注意以下几点：

①向计数板中滴细胞悬液时应干净利落，量要适当，过多易使盖玻片漂移。

②细胞混悬液应尽量吹打，避免细胞计数时，出现细胞团块，不能准确镜下计数。

③手工计算细胞数法有一定误差，每一样品应重复计数3次，取平均值，较为可靠。

4. 细胞冻存

细胞培养过程中，常常需要将细胞系冷冻、低温保存，并能成功地复苏生长。原代细胞也可用同样的方法冻存，复苏后细胞的生长等情况与直接接种培养的细胞相似。冻存的细胞悬液应加冷冻防护剂，一般加入5%～10%的二甲基亚砜（DMSO）。为了保持细胞最大的存活率，冻存原则为细胞应缓慢冷冻，力求形成最少的冰晶，标准冷冻速度为每分钟1℃～2℃，当冻存物温度下降至-25℃时，下降速度可增至每分钟1℃～5℃，降到-80℃时，将其迅速冻入液氮中。

取对数生长期的细胞，消化吹打后收集，1 000r/min室温离心，弃上清。一滴滴地加入冻存液，轻悬细胞，调整浓度至5×10^6个/mL，将1～1.5mL加入冻存管中，封口，标号，多层棉花包裹，直接放入-70℃下冻存4h，然后将冻存管装入纱布袋中，置于-196℃的液氮中保存。

在细胞冻存操作中，还需要注意以下几点：

1）为保持细胞最大存活率，一般都采用慢冻快融的方法。

2）防护剂类型和用量的确定需要依据细胞的种类而定。

3）虽然原则上细胞在液氮中可储存多年，但为了细胞活性的保持，一般冻存一年后，再复苏培养一次，然后继续冻存。

4）选用质量过关的冻存管。操作时，应佩戴保护眼镜和手套，以免液氮或冻存管炸裂伤人。

5）细胞注入冻存管中后一定要封严。

5. 细胞复苏

复苏细胞的操作原则为快速复苏。从液氮中取出冻存管，立即置于37℃水中，摇动，1min内水浴快速复温；待融化后离心，弃上清；加入PBS洗液，轻微振荡漂洗；1 000r/min离心5min，3次；完全去除冻存液，重悬于DMEM完全培养液中，置37℃、CO_2培养箱中，次日换液一次。

在细胞复苏操作中，还需要注意以下几点：

1）冻存管内冻存细胞数量要充分，在融化后能允许 1∶10 倍或 1∶20 倍的稀释。

2）从液氮罐中取出冻存管时，需要佩戴保护眼镜和手套，以免冻存管炸裂伤人。

三、实验结果

经本实验方法培养的神经母细胞瘤细胞呈单层培养，胞体饱满，突起较长，细胞间联系紧密，相互交织成簇状，生长状态良好（图 2-1）。

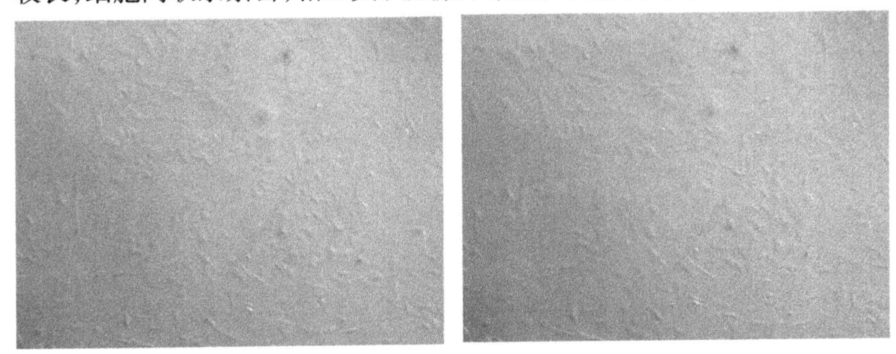

图 2-1　神经母细胞瘤细胞培养（×100）

第三节　经验体会及注意事项

在体外培养细胞时，应尽量提供与活体内条件相接近的培养环境。培养环境要注意以下几点：

1）所有与细胞接触的设备、器材、溶液等，都必须保持绝对无菌，避免细胞外微生物的污染。

2）提供充足的营养供应，2～3d 更换完全培养基。

3）保证孵箱条件稳定，有适量的 O_2 及 5% CO_2 供应，温度维持在 35℃～37℃。

4）及时传代，保持合适的细胞密度。

5）通过培养基颜色判断培养液的酸碱度，及时清洗细胞，更换培养基。细胞在 pH 为 7.2～7.4 条件下生长良好，若 pH 低于 6.8 或高于 7.6 时，对细胞生存有影响。为了使培养环境 pH 保持稳定，多采用在培养液中加入磷酸盐、碳酸氢钠缓冲剂等方法。

参考文献

[1] 王延华 .2013. 神经细胞培养理论与技术 [M]. 第 3 版 . 北京：科学出版社，68–89.

[2] 蔡文琴 .2003. 现代实用细胞与分子生物学 [M]. 北京：人民军医出版社，3–7.

[3]Puente P D L，Ludeña D. 2014. Cell culture in autologous fibrin scaffolds for applications in tissue engineering[J].Exp Cell Res. 322（1）：1–11.

[4]Mehling M，Tay S. 2014. Microfluidic cell culture[J].Curr Opin Biotechnol. 25：95–102.

[5]Ng A H，Li B B，Chamberlain M D，et al. 2015. Digital microfluidic cell culture[J].Annu Rev Biomed Eng.17：91–112.

[6]Popova D，Stonier A，Pain D，et al. 2015. Representative mammalian cell culture test materials for assessment of primary recovery technologies：a rapid method with industrial applicability[J].Biotechnol J. 10（1）：162–170.

[7]Innala M，Riebe I，Kuzmenko V，et al. 2014. 3D culturing and differentiation of SH–SY5Y neuroblastoma cells on bacterial nanocellulose scaffolds[J]. Artif Cells Nanomed Biotechnol. 42（5）：302–328.

[8]Zhao H，Li L，Fan H J，et al. 2012. Exocytosis of SH–SY5Y single cell with different shapes cultured on ITO micro–pore electrode[J].Mol Cell Biochem. 363（1–2）：309–313.

[9]Yang H，Wang J，Sun J，et al. 2016. A new method to effectively and rapidly generate neurons from SH–SY5Y cells[J]. Neurosci J Alzheimers Dis.64（3）：787–800.

[10]Chalatsa I，Arvanitis D A，Mikropoulou E V，et al. 2018. Beneficial effects of sideritis scardica and cichorium spinosum against amyloidogenic pathway and tau misprocessing in alzheimer's disease neuronal cell culture models[J]. J Alzheimers Dis. 64（3）：787–800.

[11]Wang H，Yuan L，Ma W，et al. 2016. The cytotoxicity of 27–hydroxycholesterol in co–cultured SH–SY5Y cells and C6 cells[J]. Neurosci Lett. 632：209–217.

[12]Squecco R, Luciani P, Idrizaj E, et al. 2016. Hyponatraemia alters the biophysical properties of neuronal cells independently of osmolarity: a study on Ni（2+）-sensitive current involvement[J]. Exp Physiol. 101（8）: 1086-1100.

[13]Santillo M F, Liu Y. 2015.A fluorescence assay for measuring acetylcholinesterase activity in rat blood and a human neuroblastoma cell line（SH-SY5Y）[J]. J Pharmacol Toxicol Methods. 76: 15-22.

[14]Koch C, Kohn F P, Bauer J. 2016. Preparing normal tissue cells for space flight experiments[J]. Prep Biochem Biotechnol. 46（2）: 208-213.

[15]Morabito C, Steimberg N, Mazzoleni G, et al. 2015. RCCS bioreactor-based modelled microgravity induces significant changes on in vitro 3D neuroglial cell cultures[J]. Biomed Res Int. 2015: 1-14.

[16]Duan L, Chen B Y, Sun X L, et al. 2013. LPS-induced proNGF synthesis and release in the N9 and BV2 microglial cells: a new pathway underling microglial toxicity in neuroinflammation[J]. PLos One. 8（9）: e73768.

[17]Kovalevich J, Langford D. 2013. Considerations for the use of SH-SY5Y neuroblastoma cells in neurobiology[J]. Methods Mol Biol. 1078: 9-21.

[18]Chaban V V, Cho T, Reid C B, et al. 2013. Physically disconnected non-diffusible cell-to-cell communication between neuroblastoma SH-SY5Y and DRG primary sensory neurons[J]. Am J Transl Res. 5（1）: 69-79.

[19]He H, Yang T, Jia S, et al. 2012. Expression and purification of bioactive high-purity human S100A6 in Escherichia coli[J]. Protein Expr Purif. 83（1）: 98-103.

第三章　新生 SD 大鼠 DRG 培养

第一节　实验原理

背根神经节(Dorsal Root Ganglion, DRG)又称感觉神经节,来源于神经嵴的前体细胞,是脊椎动物脊髓初级传入神经元胞体的聚集体,位于椎间孔内。DRG 的培养为研究神经系统发育过程中突起的生长发育机制和影响因素、感觉传递过程的突触联系、神经生长发育过程中导向分子的表达等提供了良好的模型。当前 DRG 体外培养模型有组织块培养及单细胞培养两种,一般取材于胚胎或新生动物。

第二节　实验方法

一、实验试剂

实验所需试剂见表 3-1。

表 3-1　实验试剂

试剂名称	厂家
胎牛血清	Hyclone 产品
DMEM/F12	Gibco 产品
阿糖胞苷	Sigma 公司
基质胶	Sigma 公司
多聚赖氨酸	Sigma 公司
B27	Sigma 公司
胰蛋白酶	Sigma 公司
Neurobasal	Gibco 公司
NGF、BDNF、cholesterol、Glutamax、DNAse	Sigma 公司

二、主要仪器和设备

实验所需主要仪器和设备见表 3-2。

表 3-2　主要仪器和设备

仪器和设备名称	厂家
SW-CJ-1F 标准型净化工作台	上海实验仪器厂
BCD-217 海尔冰箱	上海实验仪器厂
DHP120 电热恒温培养箱	上海实验仪器厂
JA5003N 电子天平	上海精密科学仪器厂
MCO-17AIC 二氧化碳培养箱	日本三洋公司
MDF-U4086S 超低温冰柜	日本三洋公司
LDZ-2A 台式离心机	北京医用离心机厂
电热三用水浴箱	北京医疗器械厂
TGL-16G 高速台式离心机	上海安亭科学仪器厂
OLYMPUS CK40 倒置显微镜	日本奥林巴斯公司

三、试剂配制

1.DRG 组织块完全培养基

DMEM /F12 培养基中加入 10%胎牛血清，100U/mL 氨苄青霉素及硫酸链霉素，阿糖胞苷 10μmol/L，B27 20μl/mL，4℃保存备用。

2.DRG 单细胞培养基（optimum）

NGF（100μg/mL）0.3μl，BDNF（100μg/mL）0.1μl，cholesterol 0.5μl，B27100μl，Glutamax 50μl，Neurobasal A 5mL。

3.OF 培养基

optimum 中加入 10%胎牛血清，胎牛血清室温融化后，56℃水浴，补体灭活 30min，室温冷却后，分装，4℃冰箱保存细胞冻存液。

4. PBS 缓冲液

NaCl 8.0g，KCl 0.2g，$Na_2HPO_4 \cdot 12H_2O$ 2.9g，KH_2PO_4 0.2g，加三蒸水 800mL 溶解，调节 pH 至 7.4，定容至 1 000mL，高压灭菌，4℃保存。

5. D-Hanks 溶液

NaCl 8.0g，KCl 0.4g，Na_2HPO_4 0.06g，KH_2PO_4 0.06g，$NaHCO_3$ 0.35g，酚红 0.02g，加三蒸水 900mL，pH 调至 7.0，定容至 1 000mL，过滤除菌，4℃存放。

6. 多聚赖氨酸

多聚赖氨酸粉剂 200mg，用生理盐水溶解至 200mL，用 0.22 μm 滤膜过滤除菌，分装成每管 1mL，-20℃保存备用。包被培养皿时，室温作用 4h，吸去包被溶液，将培养皿用无菌培养用水漂洗 4 次，置于超净台内晾干。

四、实验器械

体视显微镜、大剪刀、大镊子各 1 把，小眼科镊、剪刀各 1 把，有齿剪刀、手术刀各 1 把，枪头 10μl、200μl、1000μl，培养皿，吸管，离心管，移液器等。

五、实验步骤

1.DRG 组织块培养

实验步骤如下：

1）取新生小鼠，放入乙醇中消毒 5min，消毒冰盒上取脊柱，移到盛有无菌 PBS 液的培养皿中清洗 3 次，在体视显微镜下，在培养皿中用显微手术剪剪开椎管，用扁平镊将椎管打开，用尖头小镊子从椎间孔内取出 DRG。将 DRG 放入含 DMEM/F12 培养液的培养皿中。

2）在显微镜下，小心剥离 DRG 表面的被膜，待用。

3）取 24 孔板，在小孔内铺基质胶（基质胶 500μl+500μl DMEM/F12）

4）修剪 DRG 组织块后，放入 24 孔板，37℃孵育 2h。

5）加入 DRG 组织块完全培养基。

6）2 ～ 3d 半量换液。

2.DRG 单细胞培养

实验步骤如下：

1）盖玻片用 70％乙醇浸泡 2h，用擦镜纸擦干净，晾干，消毒。

2）1/200 多聚赖氨酸滴在玻片上（滴在玻片中间，不能超出边缘），放在 CO_2 孵箱内 12h。

3）CO_2 孵箱内湿度需要非常大，需加水，可在玻璃门上看到水蒸气。

4）所有的器械用乙醇泡过后，晾干置于超净台上，用 75% 乙醇喷超净台。

5）一次性培养皿中加入预冷 PBS，去离子水，70% 乙醇（置 50mL 试管内），倒置显微镜放置在超净台内。

6）15mL 的离心管内加入 optimum、10% FCS，将 OF 加入小培养皿内备用。

7）断颈杀鼠，喷消毒液及乙醇，取脊柱，再次消毒镊子。

8）将脊柱放置在加入 PBS（室温）的培养皿内清洗 1 ～ 2 次，修剪，纵行剪开椎管。

9）镜下取背根节，放置在 OF 培养皿内。

10）用刀修剪背根节，切除轴突，将被膜撕去，移入另外一个 OF 培养皿内。

11）用无针头的 2mL 注射器，将背根节吸出，放置于 15mL 离心管底部，留 300μl 左右，加入 450μl OF 和 50μl 胶原酶，试管盖子稍微松一点，置 CO_2 孵箱内 40min。

12）准备盖玻片，将多聚赖氨酸吸走，加上层粘连蛋白 1/200。

13）将试管内液体尽量吸出，重复一次加入 450μl OF 和 50μl 0.25% 胶原酶，置 CO_2 孵箱内 40min。中间可轻微摇晃数下。

14）去除 450μl OF 和 50μl 0.25% 胶原酶，用 1mL 枪轻轻吸尽液体，加 1mL PBS 清洗 3 次，动作轻柔，不要打散，换 200μl 枪尽量吸干液体，最后换胰酶洗一次。

15）放入 500μl 0.25% 胰酶（PBS 配置），放在 CO_2 孵箱内 30min。

16）轻微吸出胰酶，尽量少留液体，加少量 50μl OF。

17）5μl DNAse+300μl OF 加入 DRG 内，打散，气泡尽量少，动作要轻柔。

18）3mL 12% BSA 加入一个新试管中，加细胞混浊液于 BSA 表面，动作要轻。

19）离心 10min，1100r/min，水平离心机最好。

20）吸取 BSA，尽量少留，放入 OF，700r/min 离心 1min。

21）轻轻拿出，尽量吸出液体。

22）加 300μl OF，轻轻吹散细胞。

23）吸除层粘连蛋白后，用 OF 洗两次，立马在盖玻片上滴加含 OF 细胞液，层粘连蛋白可重复使用，可回收。

24）置细胞与培养箱内 1.5 ～ 2h，使之贴壁。每培养孔加 1mL

optimum+10% FCS,孵育过夜。

25)第一天液体可以全部换下,轴突长出来后,只能换 1/3 液体。

第三节 实验结果

一、DRG 组织块培养结果

培养 24h 后,可见有少部分神经细胞从背根节中迁移出来。迁出的细胞有的呈圆形,有的呈椭圆形或多角形,且这些细胞由多到少地分布在 DRG 周围,细胞周边开始有呈放射状的突起长出(图 3-1)。培养 48h 后,迁出的神经细胞有所增多,细胞突起的长度进一步增加(图 3-2)。培养 72h 后观察,迁出的细胞分布较好,细胞形态清楚,胞质透明,折光性好,细胞的突起进一步增长且相互间连接形成较为完好的网络(图 3-3)。

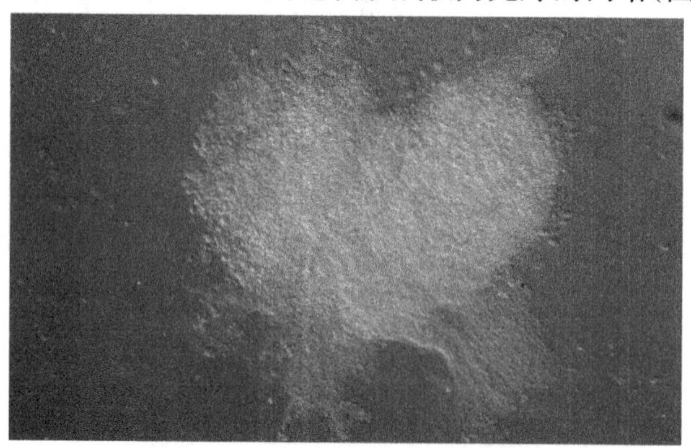

图 3-1 DRG 培养 24h(×200)

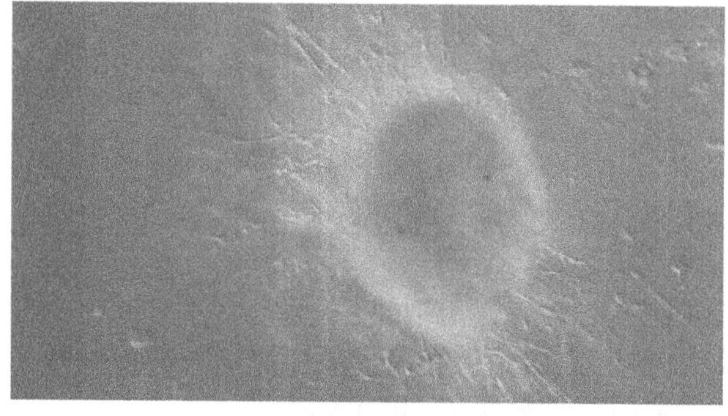

图 3-2 DRG 培养 48h(×200)

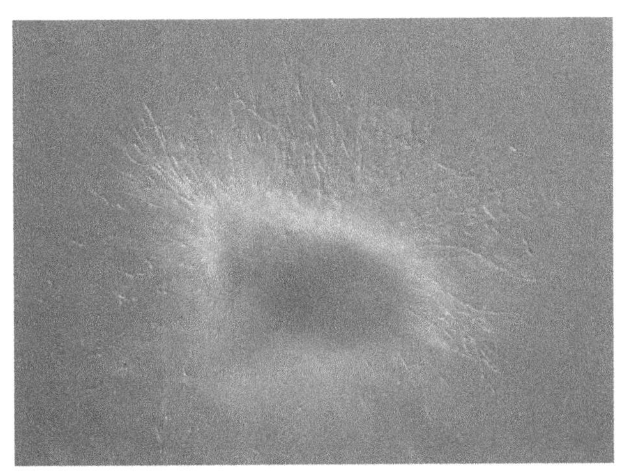

图 3-3　DRG 培养 72h (x200)

二、DRG 单细胞培养结果

培养 24h 后，可见 DRG 中感觉神经元的胞体呈椭圆形，神经胶质细胞呈多角形或梭形，细胞周边开始有呈放射状的突起长出(图 3-4)。培养 48h 后，神经细胞有所增多，细胞突起的长度进一步增加(图 3-5)。培养 72h 后观察，感觉神经元细胞形态清楚，胞质透明，折光性好，突起充分延展，细胞间形成较为完好的网络(图 3-6)。

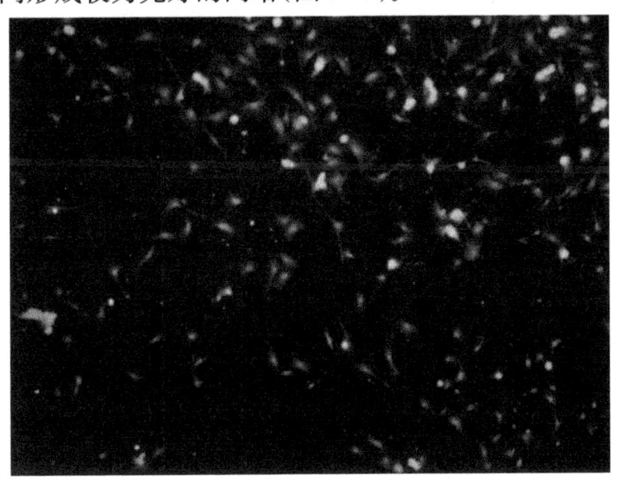

图 3-4　DRG 培养 24h，MAP-2 染色(x100)

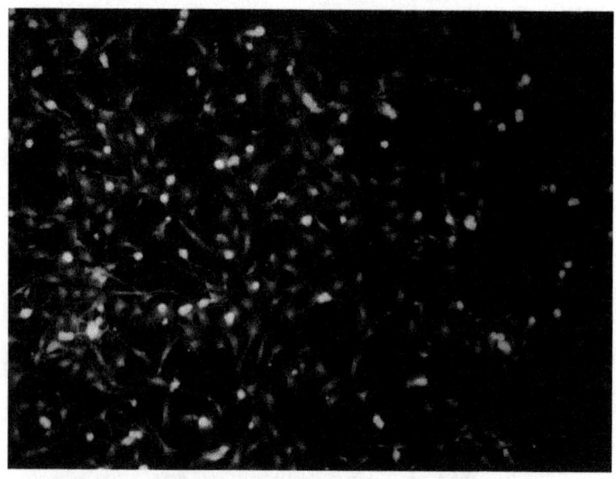

图 3-5　DRG 培养 48h，MAP-2 染色(x100)

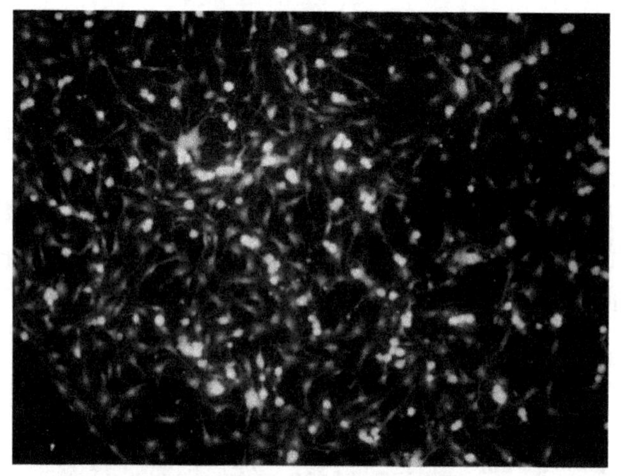

图 3-6　DRG 培养 72h，MAP-2 染色(x100)

第四节　经验体会及注意事项

DRG 培养相较于细胞培养而言，难度较大，因而在实验操作中，要特别注意细节。由于涉及动物取材，因而要严格无菌操作。在实验过程中，需注意以下几点：

1）正确取材，熟悉 DRG 位置，仔细清理整个脊柱区肌肉、脂肪组织，清晰暴露解剖结构，准确找到椎间孔位置。

2）尽量完全剥除 DRG 表面被膜，减少成纤维细胞的混杂。

3）DRG 组织块培养需要使用基质胶包被培养皿，基质胶的分装及配置需要在冰上操作。常温下，基质胶容易凝固，凝固后，不能继续使用。

4）DRG 培养时间一般为 48h，突起长度测量一般为 24h 和 48h。若培养时间太长，DRG 中央的细胞可能因营养不足而影响生长，后期可能影响实验结果。

5）DRG 单细胞培养时，CO_2 孵箱湿度非常重要，与其他细胞培养不同，孵箱内玻璃门上一定要有水蒸气凝结。

6）12% BSA 可分离 DRG 细胞中胶质细胞和成纤维细胞，12% BSA 分离 DRG 细胞混悬液时，动作一定要轻柔。BSA 在配置的过程中，需要轻柔、水平溶解，避免剧烈晃动致使BSA蛋白变性。在随后的离心过程中，需使用水平离心机，这样不同的细胞才能漂浮在 12% BSA 不同水平面，从而达到提纯 DRG 中感觉神经元的目的。

7）层粘连蛋白包被盖玻片，应避免干燥。吸出层粘连蛋白后，立即使用 OF 清洗 2 次，进而接种细胞。整个过程，盖玻片均需要处于湿润状态。

参考文献

[1]Doran C，Chetrit J，Holley M C，et al. 2015. Mouse DRG cell line with properties of nociceptors[J]. PLoS One. 8；10（6）：e0128670.

[2]O'Donovan K J，O'Keeffe C，Zhong J. 2014. Whole-mount imaging of mouse embryo sensory axon projections[J]. J Vis Exp. 9（94）：e52212.

[3]Stettner M，Wolffram K，Mausberg A K，et al. 2013. A reliable in vitro model for studying peripheral nerve myelination in mouse[J]. J Neurosci Methods. 214（1）：69-79.

[4]Fornaro M，Sharthiya H，Tiwari V. 2018. Adult mouse DRG explant and dissociated cell models to investigate neuroplasticity and responses to environmental insults including viral infection[J].J Vis Exp. 9（133）：e56757.

[5]Sharthiya H，Seng C，Van Kuppevelt T H，et al. 2017. HSV-1 interaction to 3-O-sulfated heparan sulfate in mouse-derived DRG explant and profiles of inflammatory markers during virus infection[J].J Neurovirol. 23（3）：483-491.

[6]Chen Y, Guo W, Xu L, et al. 2016. 17β-Estradiol promotes schwann cell proliferation and differentiation, accelerating early remyelination in a mouse peripheral nerve injury model[J]. Biomed Res Int. 2016: 1-13

[7]Hivert B, Pinatel D, Labasque M, et al. 2016. Assembly of juxtaparanodes in myelinating DRG culture: Differential clustering of the Kv1/Caspr2 complex and scaffolding protein 4.1B[J]. Glia. 64 (5): 840-852.

[8]Brelstaff J, Ossola B, Neher J J, et al. 2015. The fluorescent pentameric oligothiophene pFTAA identifies filamentous tau in live neurons cultured from adult P301S tau mice[J]. Front Neurosci. 9: 184.

[9]Nakamura M, Kamishibahara Y, Kitazawa A, et al. 2016. Differentiation patterns of mouse embryonic stem cells and induced pluripotent stem cells into neurons[J]. Cytotechnology. 68 (3): 409-417.

[10]Tsantoulas C, Farmer C, Machado P, et al. 2013. Probing functional properties of nociceptive axons using a microfluidic culture system[J]. PLos One. 8 (11): e80722.

[11]Momeni H R, Soleimani M M, Shariatzadeh M A, et al. 2013. Caspase-mediated apoptosis in sensory neurons of cultured dorsal root Ganglia in adult mouse[J]. Cell J. 15 (3): 212-217.

[12]Saijilafu, Zhou F Q. 2012.Genetic study of axon regeneration with cultured adult dorsal root ganglion neurons[J]. J Vis Exp. 66 (66): e4141.

[13]Frattini F, Lopes F R, Almeida F M, et al. 2012. Mesenchymal stem cells in a polycaprolactone conduit promote sciatic nerve regeneration and sensory neuron survival after nerve injury[J]. Tissue Eng Part A. 18(19-20): 2030-2039.

[14]Fukumoto N, Kitamura N, Niimi K, et al. 2012. Ca^{2+} channel currents in dorsal root ganglion neurons of P/Q-type voltage-gated Ca^{2+} channel mutant mouse, rolling mouse Nagoya[J]. Neurosci Res. 73 (3): 199-206.

[15]Boggs M E, Thompson W R, Farach-Carson M C, et al. 2011. Co-culture of osteocytes and neurons on a unique patterned surface[J]. Biointerphases. 6 (4): 200-209.

第四章　SD 胎鼠大脑皮层神经元及海马培养

第一节　实验原理

大脑皮质神经元及海马神经元在神经科学研究中发挥着重要的作用,科学工作者通过体外培养的皮层及海马神经元进行神经元之间的相互作用、细胞外基质、有关分子的调控及基因表达的研究,进行药物筛选、观察记录体外培养神经元突触前及突触后离子通道的活动、递质的释放和电位的发生以及神经元的生物学效应情况。原代培养神经元是一种高度分化的细胞,很少分裂,胚胎动物的神经元形态学分化与化学分化程度较低,体外存活能力较强。神经组织的分离细胞悬液中,除了神经元外,还包括了大量的非神经元细胞。因此在培养过程中常常添加一定量的阿糖胞苷有丝分裂抑制剂来防止非神经元细胞的过度增殖,纯化的神经元是研究神经系统结构和功能的理想细胞模型。

第二节　实验方法

一、实验试剂

实验所需试剂见表 4-1。

表 4-1　实验试剂

试剂名称	厂家
胎牛血清	Hyclone 公司
MEM 培养基	Gibco 公司

续表

台盼蓝	Sigma 公司
多聚赖氨酸	Sigma 公司
L-glutamine	Sigma 公司
β-mercaptoethanol	Sigma 公司
hormoncookpeil	Sigma 公司
青霉素 / 链霉素	Sigma 公司
neurobasal	Gibco 公司
阿糖胞苷	Sigma 公司

二、主要仪器和设备

实验所需的主要仪器和设备见表 4-2。

表 4-2　主要仪器和设备

仪器和设备名称	厂家
SW-CJ-1F 标准型净化工作台	上海实验仪器厂
BCD-217 海尔冰箱	上海实验仪器厂
DHP120 电热恒温培养箱	上海实验仪器厂
JA5003N 电子天平	上海精密科学仪器厂
MCO-17AIC 二氧化碳培养箱	日本三洋公司
MDF-U4086S 超低温冰柜	日本三洋公司
LDZ-2A 台式离心机	北京医用离心机厂
电热三用水浴箱	北京医疗器械厂
TGL-16G 高速台式离心机	上海安亭科学仪器厂
OLYMPUS CK40 倒置显微镜	日本奥林巴斯公司

三、试剂配制

1.NB 完全培养基

B27 2mL, L-glutamine1mL，青霉素 / 链霉素 1mL，β-mercaptoethanol 100μl, neurobasal 95.9mL。

2. 胎牛血清

室温融化后，56℃水浴，补体灭活 30min，室温冷却后，分装，4℃冰箱保存。

3. PBS 缓冲液

NaCl 8.0g，KCl 0.2g，$Na_2HPO_4 \cdot 12H_2O$ 2.9g，KH_2PO_4 0.2g，加三蒸水 800mL 溶解，调节 pH 至 7.4，定容至 1 000mL，高压灭菌，4℃保存。

4.D−Hanks 液

NaCl 8.0g，KCl 0.4g，Na_2HPO_4 0.06g，KH_2PO_4 0.06g，$NaHCO_3$ 0.35g，酚红 0.02g，加三蒸水 900mL，pH 调至 7.0，定容至 1 000mL，过滤除菌，4℃存放。

5. 多聚赖氨酸

多聚赖氨酸粉剂 200mg，用生理盐水溶解至 200mL，用 0.22μm 滤膜过滤除菌，分装成每管 1mL，−20℃保存备用。包被培养皿时，室温作用 4h，吸去包被溶液，将培养皿用无菌培养用水漂洗 4 次，置于超净台内晾干。

6. 台盼蓝染液

称取台盼蓝 4.0g，研磨，加蒸馏水至 100mL，滤纸过滤，4℃保存。使用时稀释 10 倍，使其终浓度为 0.4%。

7. 解剖液

PBS 50mL，30% 蔗糖 560μl，青霉素 / 链霉素 50μl。

8. 阿糖胞苷储存液

阿糖胞苷 12mg，加双蒸水 50mL，过滤除菌，分装成 1mL，冷冻保存。

四、实验器械

解剖显微镜，大剪刀 2 把，大镊子、小镊子各 2 把，带齿镊 1 把，眼科剪 1 把，培养皿，玻璃吸管，离心管，10μl、200μl、1 000μl 枪头。

五、实验步骤

实验步骤如下：

1）准备接种细胞用的盖玻片。用95%乙醇浸泡5min，取出在乙醇灯火焰上烧灼一下，放在12孔板内，多聚赖氨酸包被过夜。

2）取怀孕18±5 SD大鼠，颈椎脱臼法处死，用碘伏消毒腹部皮肤，迅速剖腹取出SD大鼠子宫，放入无菌培养皿上。

3）从子宫内取出胎鼠，从耳与眼之间剪开，取出大脑，置预冷的解剖液中，在解剖显微镜下，仔细剥除大鼠脑膜、血管，沿正中矢状位向外侧180°翻开两个大脑后，去除大脑皮质内侧边缘的皮质，在内侧深处找到类似香蕉的海马组织，将大脑皮层及海马分别放入不同的含D-Hanks液的培养皿内，清洗3次。

4）分别取皮层及海马置入15mL离心管内，离心（1 300r/min，5min）。

5）去除D-Hanks液，加入NB培养液8mL，吹散，离心（1 300r/min，5min）。

6）去除NB培养液，加入新NB培养液1mL，吹散混匀。

7）取细胞混悬液，细胞计数，调整细胞浓度为1×10^6个/mL。

8）去除包被培养皿，用水将盖玻片洗干净，接种细胞。

9）接种细胞的培养皿放在超净台上，划十字，使细胞混匀。

10）48h后，添加阿糖胞苷2.5μg/mL。

11）第7d半量换液，换液时缓慢加入。

第三节　实验结果

培养48h后，经MAP-2（MAP-2为成熟神经元标记物）及DAPI（细胞核标记物）染色观察，细胞胞体较大，折光性好。显示细胞具有较大的细胞核，有明显的核仁，核仁呈圆形位于胞体中心，核膜边界整齐、清晰。细胞有突起生成，占胞体5～7倍。可见大量的非神经元细胞生长，仅见细胞核染色，胞体及突起未见染色（图4-1）。培养72h后，添加阿糖胞苷致使非神经元细胞大量减少，细胞突起进一步延伸，突起数目有所增加（图4-2）。培养7d后，细胞稍有聚集，细胞突起长度明显增长，形成较为完整的网络（图4-3）。

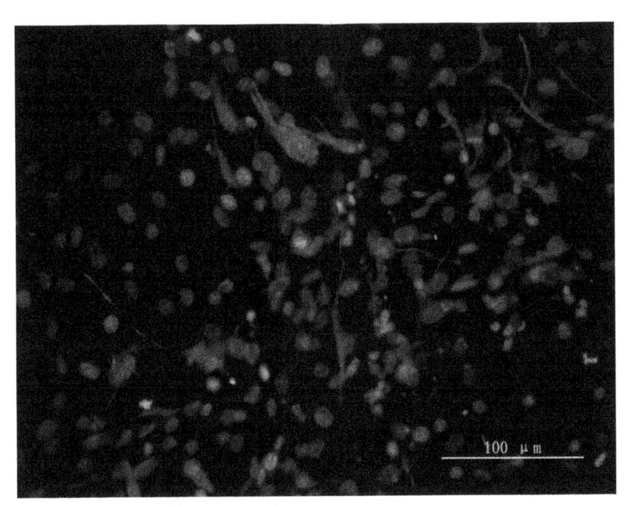

图 4-1　皮层神经细胞培养 48h，MAP-2、DAPI 染色

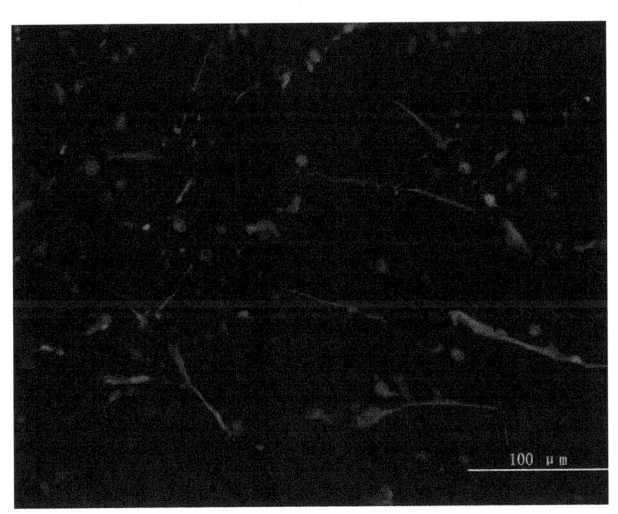

图 4-2　皮层神经细胞培养 72h，MAP-2、DAPI 染色

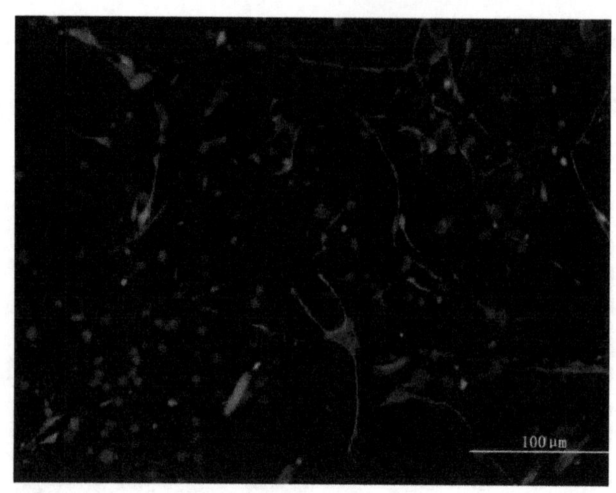

图 4-3　皮层神经元培养 7d 后，MAP-2、DAPI 染色

第四节　经验体会及注意事项

皮层及海马神经元在分离培养过程中，常常混杂一些胶质细胞或成纤维细胞等其他非神经细胞，影响实验的准确性。因而在取材过程中，需要在正确的解剖部位取材，充分剥离脑膜，尽量去除脑组织内的微血管，避免不干净带来的许多非神经细胞的混杂。在实验过程中，尚需注意以下几点：

1）取材时动作要迅速，分离神经组织的操作均应在冰上低温操作。

2）分离的神经组织应该浸泡在高糖解剖液内，有利于适应神经元高糖代谢的特性，对神经组织具有保护作用。

3）针对不同种类的神经元，适量调整阿糖胞苷的浓度，阿糖胞苷对神经元有损害作用。

4）皮层和海马神经元的培养中，未采用胰酶消化，故操作中需要反复多次吹打。吹打过程一定要轻柔、缓慢，避免培养液形成气泡，对神经元表面张力产生影响，大量气泡的产生易造成神经元大量死亡。

5）严格掌握无菌操作，原代培养涉及的实验步骤多，极易造成污染。

参考文献

[1] 王延华 .2013. 神经细胞培养理论与技术 [M]. 第 3 版 . 北京：科学出版社，142–145.

[2]Puente P D L, Ludeña D. 2014. Cell culture in autologous fibrin scaffolds for applications in tissue engineering[J].Exp Cell Res. 322（1）: 1–11.

[3]Beaudoin G M J, Lee S H, Singh D, et al. 2012. Culturing pyramidal neurons from the early postnatal mouse hippocampus and cortex[J]. Nat Protoc. 7（9）: 1741–1754.

[4]Yamawaki N, Borges K, Suter B A, et al. 2014.A genuine layer 4 in motor cortex with prototypical synaptic circuit connectivity[J]. Elife. 3: e05422.

[5]López–Ramos J C, Houdek Z, Cendelín J, et al. 2018. Timing correlations between cerebellar interpositus neuronal firing and classically conditioned eyelid responses in wild–type and Lurcher mice[J]. Sci Rep. 8（1）: 10697.

[6]Eid L, Lachance M, Hickson G, et al. 2018. Ex utero electroporation and organotypic slice cultures of embryonic mouse brains for live–imaging of migrating GABAergic interneurons[J]. J Vis Exp. 20（134）: e57526.

[7]Lischka F W, Efthymiou A, Zhou Q, et al. 2018. Neonatal mouse cortical but not isogenic human astrocyte feeder layers enhance the functional maturation of induced pluripotent stem cell–derived neurons in culture[J]. Glia. 66（4）: 725–748.

[8]Pensold D, Symmank J, Hahn A, et al. 2017. The DNA methyltransferase 1（DNMT1）controls the shape and dynamics of migrating POA–derived interneurons fated for the murine cerebral cortex[J]. Cereb Cortex. 27（12）: 5696–5714.

[9]Librizzi L, Losi G, Marcon I, et al. 2017. Interneuronal network activity at the onset of seizure–like events in entorhinal cortex slices[J]. J Neurosci. 37（43）: 10398–10407.

[10]Robinson S E, Sohal V S. 2017. Dopamine D2 receptors modulate

pyramidal neurons in mouse medial prefrontal cortex through a stimulatory G–protein pathway[J]. J Neurosci. 37（42）: 10063–10073.

[11]Gazina E V, Morrisroe E, Mendis G D C, et al. 2018. Method of derivation and differentiation of mouse embryonic stem cells generating synchronous neuronal networks[J]. J Neurosci Methods. 293: 53–58.

[12]Zhang H, Zhang L, Zhou D, et al. 2017. Ablating ErbB4 in PV neurons attenuates synaptic and cognitive deficits in an animal model of Alzheimer's disease[J]. Neurobiol Dis. 106: 171–180.

[13]Brizuela M, Blizzard C A, Chuckowree J A, et al. Mild traumatic brain injury leads to decreased inhibition and a differential response of calretinin positive interneurons in the injured cortex[J]. J Neurotrauma. 34（17）: 2504–2517.

第五章　神经干细胞培养

神经干细胞（Neural Stem Cell, NSC）是指存在于神经系统中，具有分化为神经元、星形胶质细胞和少突胶质细胞的潜能，从而能够产生大量脑细胞组织，能进行自我更新，并足以提供大量脑组织细胞的细胞群。在脑脊髓等所有神经组织中，不同的神经干细胞类型产生的子代细胞种类不同，分布也不同。当前研究推测神经干细胞的治疗作用的可能机制是：

1）患病部位组织损伤后释放各种趋化因子，可以吸引神经干细胞聚集到损伤部位，并在局部微环境的作用下分化为不同种类的细胞，修复及补充损伤的神经细胞。由于缺血、缺氧导致的血管内皮细胞、胶质细胞的损伤，使局部通透性增加，另外在多种黏附分子的作用下，神经干细胞可以透过血脑屏障，高浓度地聚集在损伤部位。

2）神经干细胞可以分泌多种神经营养因子，促进损伤细胞的修复。

3）神经干细胞可以增强神经突触之间的联系，建立新的神经环路。因而，神经干细胞在神经系统修复再生的研究中占有举足轻重的地位。

第一节　实验原理

NSC 具有多向分化潜能，可分化为神经元、星形胶质细胞、少突胶质细胞，并可分泌多种神经营养因子。移植的神经干细胞可替代坏死的神经细胞，分化成神经元、星形胶质细胞或少突胶质细胞，填充因损伤造成的空洞。NSC 在体外可经过细胞培养获得，并可诱导分化为神经元。

第二节　实验方法

一、实验试剂

实验所需试剂见表 5-1。

表 5-1　实验试剂

试剂名称	厂家
DMEM/F12（1：1）	Gibco 公司
胎牛血清	Gibco 公司
D-Hanks 液、bFGF、多聚赖氨酸、谷氨酰胺、胰蛋白酶、N2	Gibco 公司
巢蛋白(Nestin)单克隆抗体(1：200)、p75 单克隆抗体(1：200)	Abcam 公司
青霉素、链霉素、盐酸阿糖胞苷、B27	Sigma 公司
表皮生长因子(EGF)、成纤维细胞生长因子(bFGF)	Abcam 公司

二、实验设备

实验所需设备见表 5-2。

表 5-2　实验设备

设备名称	厂家
倒置荧光显微镜	日本奥林巴斯公司
光明 DZKW 型电热恒温水浴锅	北京市光明医疗仪器厂
XK96-A 快速混匀器	成都普瑞逊电子有限公司(川制 000057 号)
HT-200 电子天平、FA1004 型精密电子天平	上海精密科学仪器厂

三、试剂配置

1. D-Hanks 液

NaCl 8.0g，KCl 0.4g，Na_2HPO_4 0.06g，KH_2PO_4 0.06g，$NaHCO_3$ 0.35g，酚红 0.02g，加三蒸水 900mL，pH 调至 7.0，定容至 1 000mL，过滤除菌，4℃存放。

2. 无血清 DMEM/F12 培养基的配制

在 1 000mL DMEM/F12 培养液中，加入双抗（100U/mL），bFGF（20ng/mL）、EGF（20ng/mL）、B27（2mL/100mL），分装保存。

3. 分化培养基的配制

在 1 000mL DMEM/F12 培养液中，加入双抗（100U/mL）、胎牛血清（2mL/100mL）、B27（2mL/100mL），分装保存。

4. 抗生素液的配制

青霉素 1×10^6U/ 瓶，链霉素 1g/ 瓶，加入 0.9%无菌的生理盐水 50mL，即可配制成青霉素浓度为 2×10^4U/mL、链霉素浓度为 10mg/mL 的液体，无菌分装 -20℃保存，使用时稀释成青霉素工作浓度为 100 μ/mL、链霉素工作浓度为 100 μg/mL。

5. 阿糖胞苷的配制

称取 0.01g 阿糖胞苷加三蒸水至 25mL 配成 1.4mmoL/L 的储存液，过滤后在 -20 ℃保存。再取 1.4mmol/L 储存液加 Ms 溶液（V：V 为 1：3）配制浓度 100 μg/mL 的溶液，使用时工作浓度为 2.5 μg/mL。

6. 谷氨酰胺储存液的制备

称取谷氨酰胺 1.4615g，加三蒸水至 100mL，过滤除菌，分装后置 -20℃保存。

7. 多聚赖氨酸液

用硼酸缓冲液溶解多聚赖氨酸，浓度为 1mg/mL，过滤除菌，用前重新配置。

四、试验器械

眼科剪，解剖剪，显微剪，显微有齿镊及无齿镊，蚊式钳，刀柄，刀片，0.5mL、1mL Eppendorf 管，10μl、200 μl、1 000μl 可调微量移液枪。

五、实验步骤

1. 神经干细胞的制备

实验步骤如下：

1）取 E14 的 C57 小鼠，颈椎脱臼处死，置于 75%乙醇中浸泡 5min。

2）将小鼠仰卧放置平台，充分暴露腹部，剪开后腹正中接近耻骨联合的皮肤，由后方向前方外侧以“V”形剪开腹壁，游离出含有胚胎的完整子宫。

3）移入含有纯净 PBS 溶液的大培养皿内。剥离子宫和胎盘，取出胚胎。

4）移入另一盛有少量 PBS 溶液的培养皿中，置于解剖显微镜下。在镜下剪开胎鼠皮肤和颅骨，剥离脑膜及血管等组织，分离出胚胎小鼠大脑皮质，移至盛有无血清完全培养基的小培养皿中，培育皿置于冰块上。用眼科剪充分剪碎 $1mm^3$ 组织块，移液器反复吹吸，制成细胞悬液。

5）细胞经 200 目滤网过滤，后制成单细胞悬液，调整细胞浓度为 2.5×10^5 个 /L，接种于 6 孔培养板里，置 37℃，5% CO_2 培养箱中培养。隔日半量换液 1 次。

2. 传代培养

原代培养 5 ～ 7d，神经球大量增殖，大小基本相同时，用移液枪将细胞均匀悬起，轻轻吹打至单细胞悬液，移入 10mL 的离心管中离心，弃上清液，加入 1mL 新鲜培养基，用移液枪悬起细胞，按照密度为 2×10^3/mL 接种。首次传代，细胞接种的密度要稍大些，有利于细胞的增殖。每隔 3 ～ 4d 半量换液，每 5 ～ 7d 传代一次。

第三节 实验结果

将原代神经干细胞（图 5-1）在分化培养基中培养 12h 后，开始发生分化生长，细胞团的边缘开始长出突起，并且向四周迁移，3d 后细胞团分化成不同形态的细胞，且贴壁生长，众多的分化突起相互连接成网。7d 后分化培养基内出现大量的新生细胞。分化培养基培养 7d 后，用免疫组化染色部分细胞表达 MAP-2（图 5-2）。

经验体会及注意事项如下：

1）神经干细胞培养的取材，以往操作经验认为胚胎 14d 的胎鼠最为合适，胚胎 17d 以上，干细胞活力不高。

2）吹打过程中，以不吹出大泡为标准，不宜用力过猛，易造成细胞损伤，不易传代。

3）原代接种密度宜选用 2.5×10^5 个 /L，密度过高易促使单细胞聚集，而非自身增殖形成球体。

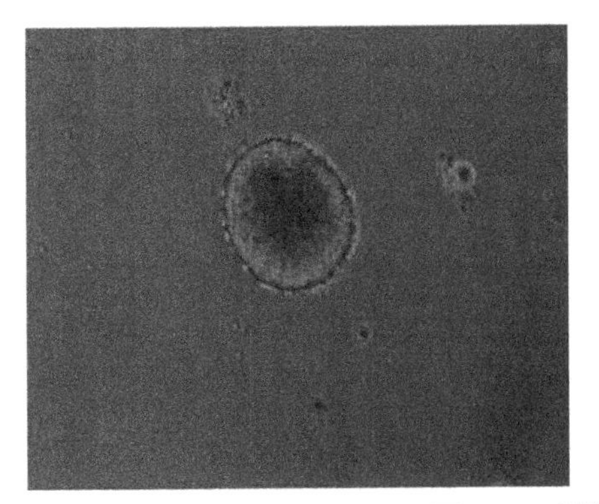
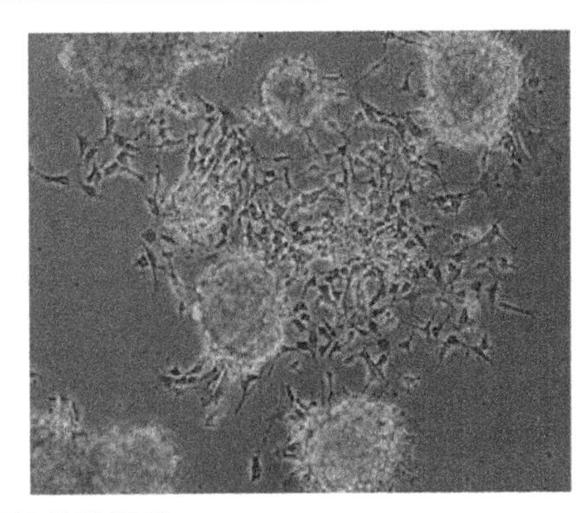

图 5-1　原代培养神经球

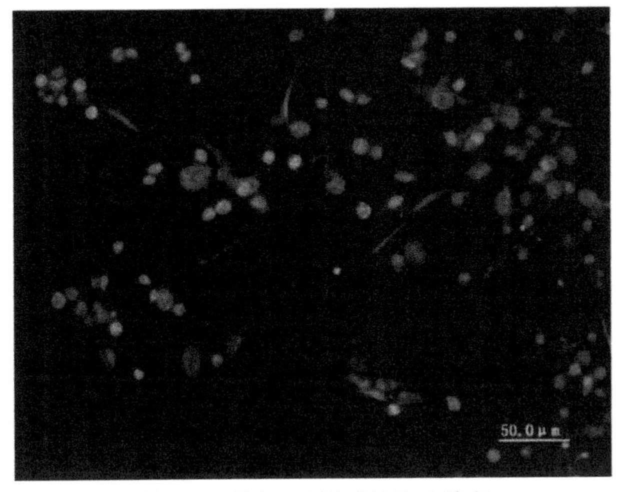

图 5-2　分化 7d 后，MAP-2 染色

参考文献

[1] 王延华 .2013. 神经细胞培养理论与技术 [M]. 第 3 版 . 北京：科学出版社，142-145.

[2]Ortega F, Costa M R, Simon-Ebert T, et al. 2011. Using an adherent cell culture of the mouse subependymal zone to study the behavior of adult neural stem cells on a single-cell level[J].Nat Protoc. 6（12）: 1847-1859.

[3]Azari H, Sharififar S, Rahman M, et al. 2011. Establishing embryonic mouse neural stem cell culture using the neurosphere assay[J]. J

Vis Exp. 11:(47): e2457.

[4]Currle D S, Hu J S, Kolski-Andreaco A, et al. 2007. Culture of mouse neural stem cell precursors[J]. J Vis Exp. 25:(2): 152.

[5]Tang Y, Xiong S, Yu P, et al. 2018. Direct Conversion of mouse fibroblasts into neural stem cells by chemical cocktail requires stepwise activation of growth factors and nup210[J]. Cell Rep. 24 (5): 1355-1362.

[6]Mammadov B, Guler M O, Tekinay A B. 2014.Extracellular matrix mimetic peptide scaffolds for neural stem cell culture and differentiation[J]. Methods Mol Biol. 1202: 131-148.

[7]Bengoa-Vergniory N, Kypta R M. 2015. Canonical and noncanonical Wnt signaling in neural stem/progenitor cells[J]. Cell Mol Life Sci. 72 (21): 4157-4172.

[8]Walker T L, Kempermann G. 2014. One mouse, two cultures: isolation and culture of adult neural stem cells from the two neurogenic zones of individual mice[J]. J Vis Exp. 25 (84): 51225.

[9]Vogel K R, Ainslie G R, Jansen E E, et al. 2017. In vitro modeling of experimental succinic semialdehyde dehydrogenase deficiency (SSADHD) using brain-derived neural stem cells[J]. Plos One. 12 (10): e0186919.

[10]Hayakawa-Yano Y, Suyama S, Nogami M, et al. 2017.An RNA-binding protein, Qki5, regulates embryonic neural stem cells through pre-mRNA processing in cell adhesion signaling[J].Genes Dev. 31 (18): 1910-1925.

[11]Pickard M R, Adams C F, Chari D M. 2017. Magnetic nanoparticle-mediated gene delivery to two- and three-dimensional neural stem cell cultures: magnet-assisted transfection and multifection approaches to enhance outcomes[J]. Curr Protoc Stem Cell Biol. 40: 2D.19.1-2D.19.16.

第六章　神经组织制片技术

神经组织制片技术是研究神经科学和研究神经组织、细胞的正常形态和病理变化的常用方法，使用固定剂固定组织、细胞，保持其微细结构；制成切片，用不同的染色方法增加各部分的色差，在显微镜下观察组织、细胞的形态结构，或者利用化学或物理方法显示组织、细胞内的某些化学成分，并可进行形态和化学成分的定量分析。

第一节　固定与取材

制作切片包括固定、取材、包埋、切片等基本步骤。取材要新鲜，细胞和组织的结构变化越少越好。

一、固定

神经组织特别是脑组织，在制作切片前需要灌注固定剂，在取组织之前需要固定组织，防止细胞组织离体后，在水解酶的作用下发生自溶，继而有微生物在其中繁殖，发生组织腐败，破坏组织、细胞的形态结构。固定就是用化学药品（固定剂）配制成固定液，固定剂渗透入细胞、组织中，主要使蛋白质沉淀变性、凝固，不溶于水和有机溶剂，以终止或抑制酶活性，保存细胞、组织原有的形态结构和抗原性。此外，固定使细胞由胶态变为凝胶态，有一定的硬化作用。有的固定液还具有媒染的效果，使固定后的组织更易染色。

（一）固定液

常用的固定液有乙醇、丙酮、甲醛、戊二醛、苦味酸，以及由多种化学物质组成的混合固定液。甲醛的穿透性好，固定后细胞核的染色好，亦能保存某些酶的活性；乙醇有固定兼脱水的作用，渗透慢，收缩强，可溶解脂肪,对糖原固定好;苦味酸渗透慢,固定的组织收缩较大,其乙醇溶液可固定碳水化合物。由此可见,不同的固定剂作用特点不同,应根据实验目的的不同选择适当的固定剂。

神经组织的常用固定剂为多聚甲醛,主要用于神经组织的酶组织化学和免疫组织化学实验。多聚甲醛使组织蛋白发生交联,保持蛋白原位和表面结构不变,从而使蛋白与对应的抗体结合,准确检测蛋白表达的位置。

(二)实验方法

1. 实验试剂

实验所需试剂见表 6-1。

表 6-1 实验试剂

试剂名称	厂家
多聚甲醛	Sigma 公司
PBS	Sigma 公司
NaOH	Sigma 公司

2. 主要仪器和设备

实验所需的主要仪器和设备见表 6-2。

表 6-2 主要仪器和设备

仪器和设备名称	厂家
通风橱	上海安亭科学仪器厂
电子天平	上海精密科学仪器厂
搅拌器	上海安亭科学仪器厂
压力泵	上海精密科学仪器厂

3. 试剂配制

(1)4%多聚甲醛

多聚甲醛 40g, PBS 0.01mol/L(pH7.4)500mL,混合加热至 60℃,滴加 1mol/ L NaOH 至清亮,冷却后加 PBS 定容至 1 000mL。

(2)PBS 溶液

NaCl 8.0g, KCl 0.2g, $Na_2HPO_4 \cdot 12H_2O$ 2.9g, KH_2PO_4 0.2g,加三蒸水 800mL 溶解,调节 pH 到 7.4,定容至 1 000mL,4℃保存。

4. 实验器械

1 000mL、500mL 量杯，1 000mL 量筒，大剪刀 2 把，大镊子、小镊子各 2 把，带齿镊 1 把，眼科剪 1 把，血管钳 2 把，组织钳 2 把，灌注输液器。

5. 实验步骤

一般组织可新鲜取材，浸泡于固定液中 24h。神经组织，如脑组织常用灌注法。

浸入法：将神经组织块直接浸泡在 4% 多聚甲醛内，多聚甲醛的量以组织块体积的 15 ～ 20 倍为宜。

灌注法：灌注法能够快速冲净血液，并在动物死亡前进行组织前固定，避免组织自溶现象的发生，灌注法是脑组织切片观察的常用方法。用于动物实验取材，大动物可经门静脉、肾动脉、腹主动脉、肺动脉等插管注入，小动物可用注射器直接穿入左心室或主动脉，先用生理盐水或缓冲液冲洗血液再灌入固定液。以 SD 大鼠脑组织灌注为例，方法如下：

1）麻醉 SD 大鼠，戊巴比妥腹腔注射，50 ～ 100mg/kg，取仰卧位。

2）从两侧肋骨处剪开胸骨，向上翻起，暴露心脏，灌注针经心尖、左心室插入主动脉内，用血管钳固定。

3）剪开右心耳，使用压力泵灌注生理盐水 50 ～ 100mL，直至右心耳流出液体变清即可。

4）更换 4% 多聚甲醛继续灌注，在 30min 内，灌注 100 ～ 300mL，前 5min 灌注速度稍快，随后可缓慢灌注。

（三）经验体会及注意事项

神经组织固定的效果对后续实验有一定的影响。灌注法可原位快速固定神经，能够最大限度地保存神经组织的超微结构、酶活性和抗原性，但操作较复杂，要求操作者细致、熟练掌握操作技巧，才能在短时间内完成固定。在实验过程中，尚需注意以下几点：

1）4% 多聚甲醛气味刺鼻，对人体有害，做好防护，在通风橱内配置。在配制过程中，添加 NaOH 帮助溶解，会改变溶液 pH，配置完成后，需要调节至 pH7.0 ～ 7.4。

2）灌注针头不能太尖锐，容易损伤左心室壁，导致灌注失败。

3）灌注开始前应排空输液管中的气泡，气泡易致气栓，影响灌注效果。当大鼠从尾部开始抽搐，直至全身出现剧烈抽搐，证明灌注效果好。

4）灌注过程中，需要注意控制压力和灌入量。灌注压不宜过大，一般约相当于动物血压的压力，否则容易造成毛细血管扩张，挤压正常组织。

5)灌注时间控制在30min,时间过短,脑组织不能充分固定,取材易损伤脑组织。

6)后固定时间不宜超过12h,时间过长对神经酶活性和抗原性有一定影响,引起染色强度降低。

7)脑组织内有些结构富含血窦,例如,腺垂体和正中隆起,灌注后组织分离,难以切片,故以浸泡为主。

8)如果灌注效果不佳,可适当延长后固定时间,但可能会影响免疫组化效果。

二、取材

处死动物后应立即取材,所取材料越新鲜越好。机体死亡2h后,就可能有不同程度的自溶。神经、胰腺、大肠、小肠、肾小管上皮极易发生自溶,故神经组织常采取灌注后取材。

(一)实验方法

1. 实验试剂

实验需要多聚甲醛(Sigma公司)。

2. 主要仪器和设备

实验所需的主要设备有通风橱(上海安亭科学仪器厂)、海尔冰箱(海尔公司)。

3. 试剂配制

(1)4%多聚甲醛

多聚甲醛40g, PBS 0.01mol/L(pH7.4)500mL,混合加热至60℃,滴加1mol/ L NaOH至清亮,冷却后加PBS定容至1 000mL。

(2)30%蔗糖溶液

蔗糖30g, PBS 0.1mol/L 100mL。

4. 实验器械

大剪刀2把,大镊子、小镊子各2把,带齿镊1把,眼科剪1把,血管钳2把,组织钳2把,灌注输液器。

5. 实验步骤

以 SD 大鼠大脑取材为例,介绍取材方法:

1)SD 大鼠已进行了灌注处理,沿鼠颈切断取头。动作要轻柔,不要牵拉、挤压组织,所用刀、剪要锋利。

2)沿头部正中矢状线剪开皮肤,用带齿镊夹住眼眶,固定大鼠颅骨,组织剪伸入枕骨大孔,剪刀贴近颅骨,避免插入太深,损伤脑组织。从头部双侧剪至眼眶部。

3)用弯钳夹起颅骨,向眼眶部翻起,将小脑组织轻柔抬起,剪断与脑组织相连接的脑神经。

4)用无齿镊轻柔夹起大脑,放入盛有 4%多聚甲醛的容器内,覆盖脑组织,后固定 2h 或 4℃过夜。

5)浸入 30%蔗糖溶液内,4℃保存,直至组织块沉入底部。

(二)经验体会及注意事项

1)脑组织取材动作要轻柔,避免牵拉,避免损伤脑组织。

2)脑组织表面有硬脑膜,取出大脑前,要小心剥离、去除硬脑膜,避免硬脑膜割伤脑组织。

3)取材后,注意做好标记,以免无法分清实验分组,影响实验结果。

4)取材过程中注意安全,避免器械误伤实验人员。

5)切取组织材料时,动作要轻柔,从刀根拉向刀尖,切忌来回切割、挤压组织,避免镊子夹伤组织。

第二节　石蜡包埋、切片的制作

石蜡不溶于水而溶于二甲苯等有机溶剂,故固定好的组织块须先用乙醇、丙酮、正丁醇等脱水剂脱去组织中的水,后用二甲苯置换出乙醇,此过程即脱水、透明。再用石蜡渗入组织块,冷凝后变硬,即浸蜡、包埋,就可在切片机上切片了。

一、实验试剂

石蜡包埋、切片的制作所需的试剂见表 6-3。

表 6-3 实验试剂

试剂名称	厂家
乙醇	广州化学试剂厂
石蜡	广州化学试剂厂
二甲苯	广州化学试剂厂
甘油	广州化学试剂厂
中性树胶	广州化学试剂厂

二、实验设备

石蜡包埋、切片的制作所需的实验设备见表 6-4。

表 6-4 实验设备

设备名称	厂家
石蜡切片机	Leica 公司
脱水机	Leica 公司
包埋机	Leica 公司
封片机	Leica 公司
冰箱	海尔公司

三、试剂配置

1.50% 乙醇

100% 乙醇 50mL，去离子水 50mL。

2.70% 乙醇

100% 乙醇 70mL，去离子水 30mL。

3.80% 乙醇

100% 乙醇 80mL，去离子水 20mL。

4.95% 乙醇

100% 乙醇 95mL，去离子水 5mL。

四、实验器械

染色缸、培养皿、镊子、毛笔、吸水纸、载玻片、盖玻片。

五、实验步骤

在临床病理科，石蜡切片的制作多采用自动化操作。以研究为主的石蜡切片，由于标本量较少，组织来源稀少，故常常采用传统方法制备。这里仅介绍经典的石蜡切片制作方法。

（一）脱水与透明

固定后的组织块清洗后须由低浓度到高浓度的乙醇逐级脱水，一般为70%、80%、90%、95%和100%梯度乙醇，为保证脱水充分，95%乙醇和100%乙醇可换液一次，但总时间不变。然后加入二甲苯约15～30mL至组织块透明为止。

注意事项如下：

1）在90%以下乙醇中可过夜。80%乙醇还可作为组织块保存液，一般不影响免疫细胞化学的效果。

2）柔软的组织和胚胎标本可从30%或50%乙醇开始脱水，以减少组织的收缩。

3）更换乙醇时，可用吸水纸吸去组织块表面的水，用干燥的瓶子，盖紧瓶盖，提高脱水效果。脱水时间视组织的种类和组织块大小不同而定，较致密的组织可适当延长脱水时间。

4）组织块的透明以光线基本能透过组织块为宜，脱水不够，组织块有白色混浊状核心，应重新脱水，透明时间一般不超过1h，透明过度，组织变脆，切片时易破碎。

5）乙醇脱水尽可能缩短，中等浓度乙醇可将多肽提取出来，而二甲苯则无妨。

（二）浸蜡与包埋

1. 浸蜡

浸蜡是用石蜡置换组织块中的透明剂的过程。石蜡分软蜡（熔点为42℃～45℃，45℃～50℃）和硬蜡（熔点为52℃～54℃，56℃～60℃）。

石蜡使用前，要熔化、过滤，以去除杂质，增加石蜡密度。浸蜡前，准备好熔蜡杯，放入熔蜡箱，熔蜡待用，一般准备四杯：软蜡Ⅰ（含二甲苯：软蜡为1：1）、软蜡Ⅱ、硬蜡Ⅰ（含软蜡Ⅱ）、硬蜡Ⅱ，硬蜡Ⅱ也作包埋剂。

将已透明的组织块放入软蜡Ⅰ和软蜡Ⅱ中各30～40min，硬蜡Ⅰ和硬蜡Ⅱ中各20～30min，组织块在软蜡Ⅱ中的时间可稍延长，但在硬蜡中的时间最好不超过1h。

2. 包埋

先准备好包埋器，包埋石蜡、乙醇灯、小尖镊等。将熔化的石蜡倒入包埋器，用小尖镊取出已浸好蜡的组织块，放入包埋器，注意将组织块的切面朝下，尽量放平摆正。包埋时，要不时将小尖镊在乙醇灯上烤热，以免使局部石蜡冷凝或带起组织块。包埋后，待石蜡表面凝固后，立即轻放于冷水中，一般要30min左右才能完全冷凝变硬。

3. 浸蜡与包埋的注意事项

1）一般用硬蜡包埋，但也要根据组织块、气温等作相应的调整，较硬的组织可用硬蜡包埋，较柔软的组织可用软蜡或者软蜡与硬蜡混合包埋，组织块有合适的硬度，才能切出优质切片，室温15℃左右时，常用52℃～54℃蜡包埋，夏季室温高，可用56℃～60℃蜡包埋。

2）有的组织块不易渗入石蜡（如肺、眼球、整体胚胎等），可用负压浸蜡法，即将熔蜡杯置于与真空泵相连的容器内，抽出组织块中的气体，有利于石蜡的浸入。

3）浸蜡时的温度过高，可致组织变脆破坏酶活性，一般以石蜡的表层溶化，能淹盖组织块即可。

4）好的包埋蜡块呈均质半透明状。包埋时冷凝太慢，可使蜡块成结晶状，可在冷水中加冰，加快冷凝速度。

5）浸蜡尽可能快，温度低于60℃，避免组织暴露于高温太久。

4. 脱水、透明、浸蜡的参考时间

脱水：70%、80%、90%、95%乙醇各45min～1h，100%乙醇30～45min。

透明：二甲苯Ⅰ、Ⅱ共20～30min。

浸蜡：软蜡Ⅰ、Ⅱ各30～40min。

硬蜡Ⅰ、Ⅱ各20～30min，包埋。

（三）切片与贴片

1）将持蜡器固定于切片机上，将切片刀固定于刀台上，刀刃面与组织块间的间隙角调到约5°为宜，调整蜡块与刀的距离，摇动切片轮盘手柄，修切出组织块的切面，调整刻度指针到所需切片的厚度，一般为5～8μm，然后正式切片，切片速度以40～50次/min为宜，用毛笔托起蜡带，挑断后依次放入切片盘内。

2）贴片。将蜡片光滑面朝下漂于温水上（40℃～50℃）展平，捞至载玻片上，置于37℃恒温箱内烘干待用。切片贴于载玻片的右1/3处，尽量平整。

3）连续切片必须用能加温的铺片台，将载玻片放于铺片台上，滴上蒸馏水或者50%乙醇，可平行放置2～3条蜡带，蜡片随温度增高而展平，吸去水，烘干即可。

切片、贴片的注意事项如下：

1）切片刀一定要磨得非常锋利，并保持干净，否则切片时，蜡片易上卷、出现挂痕或者破裂，现有一次性刀片，不需磨刀，方便快捷，修切面时，选用不太锋利的刀刃处，切片时再选用刀刃锋利处，可延长刀片使用时间。

2）蜡片太皱缩或者易贴于切片刀上，可能是石蜡太软或者室温太高。可用冰块冷冻蜡块和切片刀后再切片。

3）切片时应注意切片方向：脑组织常采用横断面，脑前端最先切。这样做成的连续切片，在显微镜下，就能看到连续的冠状面图像。

4）蜡块尽快切片，或密封存储于4℃冰箱。

5）染色前彻底脱蜡。

第三节 冰冻切片的制备

恒冷箱切片机用电子温控器维持恒定低温，冷冻室内可达-35℃，快速冷冻台可达-45℃，样品夹温度调节范围为-5℃～-50℃，组织块在低温下迅速冷冻变硬，可切成2～5μm的薄切片。由于制片过程中无须高温处理标本，有利于保存组织形态结构和酶活性，故常用于组织化学和免疫细胞化学研究。

一、实验方法

（一）实验试剂

OCT 包埋剂(北京雅安达生物技术公司)。

（二）实验设备

恒冷箱切片机(Leica 公司)。

（三）试剂配置

防冻液配置：0.1M PBS 500mL，蔗糖 300g，乙二醇 300mL，聚丙烯吡咯烷 10g，超纯水定容至 1 000mL。

（四）实验器械

细胞培养板、镊子、毛笔、吸水纸、载玻片、盖玻片。

（五）实验步骤

1）恒冷箱切片机平时维持在 0℃～5℃，用前先调整好所需温度，清洁切片刀和抗卷板，在切片机的快速冷冻台上放置好样品夹，上好切片刀。

2）在样品夹上滴 1～2 滴 OCT，尽快将组织块放于 OCT 上，并使用 OCT 包埋组织块。30～60min 后，组织块发白变硬，冻凝在样品夹上。

3）取下样品夹，用刀片修去多余的 OCT，将样品夹固定于标本台上，调整好切片刀与组织块的距离。

4）先不用抗卷板，修好组织块的切面，根据需要调好切片厚度的刻度就可切片，将抗卷板轻置于切片刀上，调整其上缘使其与刀口几乎平齐，匀速提动切片机手柄进行切片，组织片平行滑入刀与抗卷板之间，轻轻移开抗卷板，用干净的载玻片轻轻平行接触切片(切勿抖动)，切片就会吸附到载玻片上，用毛笔刷去(从刀背向刀刃方向，反向会损伤刀刃)片屑，放下抗卷板，重复切片。脑组织也可采取漂片方法进行后续的免疫组织化学染色。用小毛笔轻柔沾取脑组织切片，放置于含防冻液的 24 孔板内。

5）切片风干后，立即固定，风干或冷藏待用。漂片置于 24 孔内，4℃冰箱短期保存，尽快使用。

二、经验体会及注意事项

1）冰冻切片一般不经脱水、包埋、脱蜡等处理，简便快捷，取材后可立即速冻切片，再做切片固定，小动物神经组织可固定、浸糖后，OTC包埋直接切片。但组织块经蔗糖溶液处理后，冻凝速度变慢，降温时间要长，才能切片。固定后的组织块要清洗干净，特别是经乙醇固定的组织须流水冲洗12～24h，以去除乙醇，否则影响组织块冻凝速度。

2）冰冻组织块的温度越低、降温速度越快，形成冰晶越少，对组织细胞的结构保持越好。低温冰冻组织块的方法主要有两种：①提前预冷切片机，将新鲜的组织标本放置在快速冷冻台上，迅速冻凝组织块，切片；②将组织块放置在快速冷冻台上，使用干冰包裹组织块，当组织块变白，即可切片。

3）一般切片刀的温度应比组织块低3℃～5℃。若切片刀温度高于组织块，易黏附切片，损伤组织切片。

4）组织块的温度低于-30℃时，易损伤切片刀，切片也易破碎。切脑组织冷冻室温度应保持在-10℃～-20℃。

5）切片机内有抗卷板，调整好抗卷板与切片刀的位置，可防止切片上卷，否则不易得到理想的冷冻切片。

6）恒冷切片一般可连续切2～3张切片，不能连续切片，以免影响裱片效果。

7）恒冷切片后的组织块不能像石蜡块一样保存，可重复使用。故取材时，可多取几块，经液氮速冻后，-80℃保存备用。

第四节　组织切片染色方法

一、常用染料

组织切片常用的染料有多种，分类方法也较多。可根据被染色对象分为细胞核染料、细胞质染料、脂肪染料，也可根据染料性质分为金属染料、荧光染料、活体染料等，或者根据染料的来源分为天然染料和人工合成染料。染料主要通过化学反应或者物理作用等使细胞、组织染上颜色，一般而言，细胞核被碱性染料染色，细胞质被酸性染料染色，脂肪染料能溶解于脂肪，使脂肪着色，金属染料则主要通过物理吸附或吸收作用染色，不同的染料有不同的配制方法和染色方法。

1）常用的细胞核染料有苏木精、碱性品红、甲基绿、亚甲蓝、胺蓝、焦油紫、硫蒸、结晶紫等。

2）常用的细胞质染料有伊红、藻红、酸性品红、橘黄 G、亮绿等。

3）脂肪染料有苏丹Ⅲ、苏丹Ⅳ、苏丹黑 B、油红等。

4）金属染料有氯化金、硝酸银、锇酸等。

5）活体染料有台盼蓝、中性红、詹纳斯绿 B 等。

二、神经组织常用的染色方法

组织学染色的方法很多，可将组织块投入染液中整块染色，或者将切片插入染液染色，也可将染液滴于切片上染色，有的染色方法需加入媒染剂或者分色剂增强染色效果。某些化学物质具有能与组织或者染料结合，增强染料的染色能力，称为媒染剂。如钾明矾即是苏木精的媒染剂，能明显增强其染色能力，故配制苏木精染液，一般都要加钾明矾或者其他媒染剂。分色剂染色时，一般先浓染，再用各种方法褪去过浓的染料，也可用媒染剂吸附过多的染料，以获得理想的染色效果，这些处理称为分色，如苏木精染色后，常用 1% 的盐酸乙醇（用 70% 乙醇配制）分色，使细胞核的染色质清晰，褪去吸附于细胞质的颜色。

1. 苏木精、伊红染色法

（1）苏木精、伊红（H.E）的配制

苏木精的配制方法很多，常用的有 Harris 苏木精和 Ehrlich 苏木精。

1）Harris 苏木精。A 液：苏木精 1g，100% 乙醇 10mg；B 液：钾（铵）明矾 20g，蒸馏水 20mL。

先搅拌 A 液，使苏木精溶解。将 B 液煮沸溶化，离开火，加入 A 液，煮沸后又离开火，加入氧化汞 0.5g 搅拌溶解，迅速冷却后加入冰醋酸 8mL，过滤，此液已加氧化剂以加速氧化，可随配随用，但久存后，染色效果会降低。

2）Ehrlich 苏木精。将苏木精 2g 溶于 95% 乙醇 100mL，再加入蒸馏水 100mL，纯甘油 100mL，钾矾 3g，冰醋酸 10mL，混合后，用纱布封好瓶口，不时摇动，约 2 周即可使用，并可长期保存。

3）伊红的配制比较简单，可配成 0.1%～1% 的水溶液，或者用 95% 的乙醇配成 0.1%～1% 的伊红乙醇溶液。因为伊红水溶液染色常在后来的乙醇脱水时脱色，故常用伊红乙醇溶液染色。

（2）染色步骤

1）脱蜡入水。

脱蜡：切片放入二甲苯溶液 20～30min。

入水：经 100%、95%、80%、70%乙醇依次入水。

2）苏木精染色。

切片过蒸馏水，入苏木精液染色 10～15min，自来水冲洗，至切片组织发蓝，然后入 1%的盐酸乙醇分色数秒钟，以洗去多余的染料，切片变红，分色后又入自来水洗，切片逐渐变蓝。显微镜下观察到细胞核为蓝色，细胞质和结缔组织无色为宜，亦可在分色水洗后，入 1%氨水中加速变蓝过程。

3）伊红染色。

水洗后的切片过蒸馏水，经 50%、70%、80%、95%乙醇脱水，入 95%的伊红乙醇溶液染色 1～3min，入 95%乙醇分色。

4）脱水、透明、封片。

脱水：分色后的切片经 100%乙醇脱水，入二甲苯Ⅰ、二甲苯Ⅱ透明。在二甲苯中，若组织片上出现白色云雾，表明脱水不够，应重入新的 100%乙醇脱水。

封片：从二甲苯内取出切片，用擦镜纸擦去组织片周围的二甲苯，快速滴中性树胶于组织上，将盖玻片从一侧缓慢覆盖在树胶上，避免产生气泡。

（3）石蜡切片、HE 染色的参考时间

二甲苯脱蜡 20～30min，100%、95%乙醇各 1～2min，80%、70%乙醇、蒸馏水各 1～3min，苏木精染色 10～15min，自来水洗 3～5min，1%盐酸乙醇分色 3～5s，自来水洗 30～45min，50%、70%、80%、95%乙醇各 1～2min，伊红乙醇染液 1～3min，95%乙醇 1～2min，100%乙醇Ⅰ、Ⅱ各 12min，二甲苯Ⅰ、Ⅱ各 15～30min；封片。

（4）细胞爬片 HE 染色步骤

细胞爬片 HE 染色（图 6-1）步骤如下：

1）将 1cm×1cm 盖玻片经浸酸及消毒等处理后，放入 6 孔培养板中，加入 10 倍稀释的多聚赖氨酸液，置于 CO_2 孵箱中 1h。

2）弃去多聚赖氨酸液，用 DMEM 培养基洗一次，将细胞悬液分别接种于各孔，继续培养 24h。

3）弃去原培养液，用预热 37℃的 0.1mol/L PBS 轻洗 3 次。

4）用甲醇固定 10min，PBS 洗涤，1min×2 次。

5）入蒸馏水稀释的苏木精液 3min，自来水冲洗。

6）入0.5%盐酸乙醇中分化5～10s，自来水冲洗。

7）入1%氨水返蓝液中3～5min，自来水冲洗。

8）入1%伊红溶液中30s～1min，自来水冲洗。

9）70%、80%、90%、95%、100%乙醇梯度脱水，各1min。

10）二甲苯透明1min×3次、中性树脂封片、镜检。

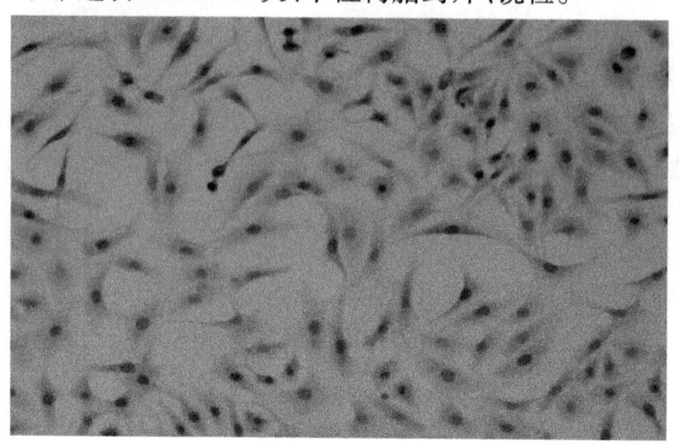

图6-1　细胞HE染色（×100）

2. 尼氏体染色法

尼氏体染色是神经组织常用的染色方法之一。尼氏体是神经细胞胞浆中聚集的游离核糖体和粗面内质网，与碱性染料结合形成颗粒状或者斑块状的嗜碱性物质，其形态、数量、分布在不同神经细胞和不同生理状态下有差异，在神经细胞病变或者受损伤时，数量减少，甚至消失。所以，取材应尽量新鲜，及时固定。常用的碱性染料有甲酚紫、硫黄、甲苯胺蓝等。

（1）甲苯胺蓝染色

1）常规脱蜡至水（二甲苯Ⅰ、二甲苯Ⅱ各15min，然后梯度乙醇脱水：100%Ⅰ、100%Ⅱ、95%、90%、80%、70%、50%各5min）。

2）蒸馏水冲洗3次，每次5min。

3）然后置于60℃恒温箱，用1%甲苯胺蓝染色40min。

4）蒸馏水洗净染料后，分别置于70%、80%、95%以及100%乙醇中脱水，再用二甲苯透明。

5）最后用中性树胶封片。

（2）甲酚紫染色（图6-2）

1%甲酚紫染液配制（pH3.75）；A液：1.5mL冰醋酸溶于250mL超纯水；B液：0.41g无水乙酸钠。将A液231mL与B液18mL混合，添加0.5g

甲酚紫，滤膜滤过。

1）切片浸于100%丁醇中约2min。

2）100%二甲苯2min。

3）100%、95%、70%、50%乙醇3min。

4）入水3min。

5）1%甲酚紫染色2min。

6）超纯水清洗3次。

7）50%、70%、95%乙醇脱水20s，95%酸化乙醇3s，100%乙醇脱水1min。

8）100%丁醇中约2min。

9）二甲苯Ⅰ、二甲苯Ⅱ透明5min。

10）中性树胶封片。

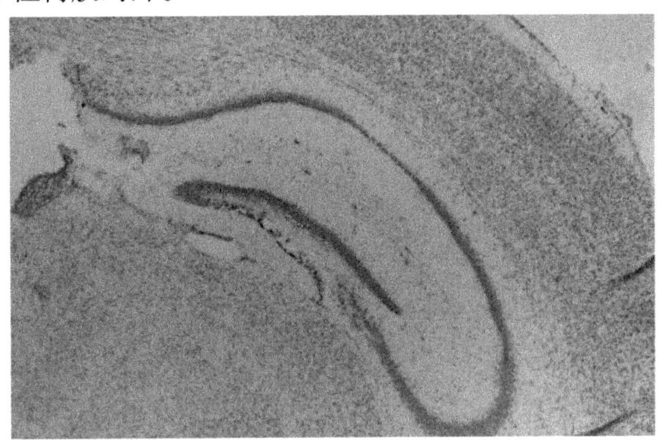

图6-2　小鼠脑组织甲酚紫染色

参考文献

[1] 蔡文琴.2003. 现代实用细胞与分子生物学[M]. 北京：人民军医出版社，66-76.

[2] 宋天保.1994. 实用免疫组织化学技术[M]. 西安：陕西科学技术出版社，34-40.

[3]Er J C, Leong C, Teoh C L, et al. 2015. NeuO：a fluorescent chemical probe for live neuron labeling[J]. Angew Chem Int Ed Engl. 54(8)：2442-2446.

[4]Macpherson L J, Zaharieva E E, Kearney P J, et al. 2015. Dynamic labelling of neural connections in multiple colours by trans-synaptic fluorescence complementation[J]. Nat Commun. 6: 10024.

[5]Thompson K J, Harley C M, Barthel G M, et al. 2015. Plasmon resonance and the imaging of metal-impregnated neurons with the laser scanning confocal microscope[J]. Elife. 15: 4.

[6]Dinges N, Morin V, Kreim N, et al. 2017. Comprehensive characterization of the complex lola locus reveals a novel role in the octopaminergic pathway via tyramine beta-hydroxylase regulation[J]. Cell Rep. 21 (10): 2911-2925.

[7]Baklaushev V P, Yusubalieva G M, Burenkov M S, et al. 2017. Bioluminescent study of the distribution of high-molecular-weight protein fraction of cellex daily preparation in the brain after intranasal administation[J].Bull Exp Biol Med. 164 (2): 285-292.

[8]Ribeiro A, Monteiro J F, Certal A C, et al. 2017. Foxj1a is expressed in ependymal precursors, controls central canal position and is activated in new ependymal cells during regeneration in zebrafish[J]. Open Biol.7 (11): 170139.

[9]Kassem M S, Fok S Y Y, Smith K L, et al. 2018. A novel, modernized Golgi-Cox stain optimized for CLARITY cleared tissue[J]. J Neurosci Methods. 294: 102-110.

[10]Choi J Y, Park M, Cho H, et al. 2017. Neuro-compatible metabolic glycan labeling of primary hippocampal neurons in noncontact, sandwich-type neuron-astrocyte coculture[J]. ACS Chem Neurosci. 8 (12): 2607-2612.

[11]Kadala A, Sotelo-Hitschfeld P, Ahmad Z, et al. 2018. Fluorescent labeling and 2-photon imaging of mouse tooth pulp nociceptors[J]. J Dent Res. 97 (4): 460-466.

[12]Yan Z, Liao H, Chen H, et al. 2017. Elevated intraocular pressure induces amyloid-β deposition and tauopathy in the lateral geniculate nucleus in a monkey model of glaucoma[J]. Invest Ophthalmol Vis Sci. 58 (12): 5434-5443.

[13]Rojas-Piloni G, Guest J M, Egger R, et al. 2017. Relationships between structure, in vivo function and long-range axonal target of cortical pyramidal tract neurons[J]. Nat Commun. 8 (1): 870.

[14]Morishita M, Maejima S, Tsukahara S. 2017.Gonadal hormone-dependent sexual differentiation of a female-biased sexually dimorphic cell group in the principal nucleus of the bed nucleus of the stria terminalis in mice[J].Endocrinology. 158（10）: 3512–3525.

第七章　神经组织免疫组织化学技术

免疫组织化学是组织化学的一个分支，它是应用带有可见标记的特异性抗原抗体反应，在原位检测组织和细胞化学成分的一种技术。当一种化学反应在理论上是建立在免疫化学的基础上，而其免疫反应产物可在原位用光学显微镜或电子显微镜看到，那么这种技术就属于免疫组织化学。因此它是综合免疫学、组织学、生物化学等知识和技术的新兴的边缘学科。免疫组织化学开始于1941年，Coons等应用荧光素标记肺炎双球菌黏多糖抗体，检测小鼠肺组织内的肺炎双球菌。20世纪70年代以来，免疫组织化学发展非常迅速，相继建立了多种方法和技术，并应用于生物医学的许多领域。在基础研究方面，生物活性肽（包括肽类激素）、酶和免疫球蛋白的检测成为免疫组织化学的三大应用，特别是生物活性肽在中枢和周围神经系统以及内分泌器官中的分布的研究，正在揭示人类生理和行为的许多秘密。此外，在激素受体、比较发育和细胞动力学研究等方面也愈来愈多地使用免疫组织化学技术。在临床研究方面，免疫组织化学已广泛应用于肿瘤的诊断和分型、自身免疫性疾病的检查、微生物和寄生虫的鉴定、异常的激素产生研究等。目前，免疫组织化学正在从定性、定位向定量和分子水平发展。

第一节　实验原理

特异性抗原－抗体反应是免疫组织化学的中心环节。

一、抗原

凡能刺激机体产生特异性免疫应答的物质称为抗原。抗原有两个基本能力：一是免疫原性，指抗原能刺激机体产生抗体和致敏淋巴细胞，从而引起体液免疫和细胞免疫；二是反应原性，指抗原能与相应抗体或致敏淋巴细胞发生特异性结合，出现反应。当一种抗原具有免疫性和免疫反应性时，称为完全抗原，大多数蛋白质和个别大分子多糖是完全抗原。仅有免疫反应性而缺乏免疫原性的物质称为不完全抗原或半抗原，绝大多数多糖、类脂、小分子多肽及一些简单的化学物质属于半抗原。抗原有以下基本特征。

（一）异物性

抗原对于接受刺激的机体应具有异物性，即抗原一般应是异种或同种异体的物质，而且这种异物与机体的种属关系愈远，组织结构的差异愈大，免疫原性愈强。一般自身组织对机体没有抗原性。但在特殊情况下，如自身组织发生改变而变为“异己”物质、隐蔽抗原的释放与免疫系统隔绝成分的溢出等，这些改变的或未改变的组织成分均可成为自身抗原，引发机体的自身免疫。

（二）理化性质

具有抗原性的物质通常为大分子物质，分子量常在 1 万以上。一般认为分子量愈大的物质，其免疫原性也愈强。但不同物质达到明显免疫原性所需的最低分子量是不同的，这是因为免疫原性也与分子的形状和立体构型的复杂程度有关。一般来说，球形分子蛋白质的免疫原性较纤维分子蛋白质强，聚合状态的蛋白质较单体蛋白质的免疫原性强，缺乏苯环氨基酸的蛋白质（如明胶）稳定性差，易于降解，其抗原性极弱。至于分子量小的物质（半抗原），可将它与蛋白质等大分子物质（载体）结合后，即可获得免疫原性。

（三）特异性

抗原具有只与相应的免疫反应物质（抗体或致敏淋巴细胞）发生结合反应的特性，称特异性。特异性的物质基础是抗原分子表面的特殊化学基团，即抗原决定簇，它不仅决定于抗原分子的一级结构，还取决于其立体构型。暴露在抗原分子表面的抗原决定簇数目越多，间距越大，其免疫原性也越大。可以通过酶消化或让蛋白质变性而使隐蔽在抗原分子内部的决定簇暴露出来。

二、抗体

抗体的本质是免疫球蛋白（Immunoglobulin，Ig）。目前，发现人体内有五类免疫球蛋白，即 IgG、IgM、IgA、IgD 和 IgE，其中 IgG 在血清中含量最多。从功能上看，抗体有两个基本特性：一是与相应的抗原发生特异性结合，二是与免疫应答的效应反应。IgG 抗体还有激活补体、选择性通过胎盘传递给胎儿等特性。

（一）基本结构

IgG 具有四链基本单位，由两条相同的长链（440 个氨基酸，又称重链，H 链）和两条相同的短链（214 个氨基酸，又称轻链，L 链），通过二硫键连接成对称性的“Y”字形结构（图 7-1）。在多肽链的羧基端（C 端），重链的 3/4 和轻链的 1/2 为稳定区，其中的氨基酸排列顺序比较恒定。在多肽链的氨基端（N 端），重链的 1/4 和轻链的 1/2 为可变区，这一区域的氨基酸序列有高度可变性，这是 Ig 多样性的基础，也是机体适应各种各样抗原刺激而产生专一性抗体的基础。与特异性抗原结合的位点亦位于 V 区，也可以说，正是这个位点使抗体具有特异性。

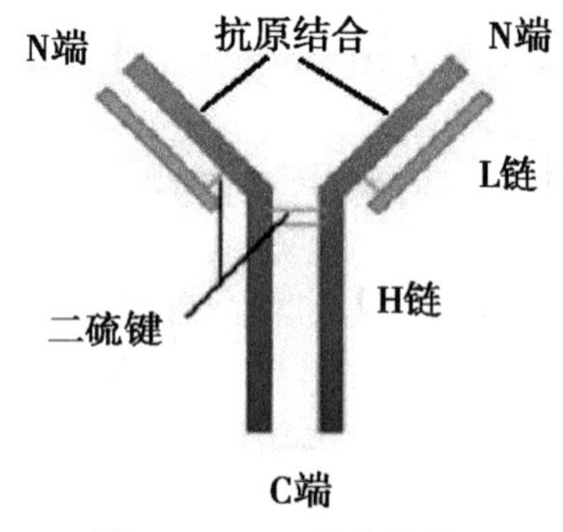

图 7-1　IgG 基本结构图

IgG、IgD 和 IgE 具有上述基本的四链单位，只是重链氨基酸不同。IgM 为五聚体，具有五组四链结构。IgA 一般为二聚体，具有两组四链结构。

Ig 为大分子物质，分子量约 15 万，具有复杂的抗原性。根据重链的抗原性，将 Ig 分为五类，即 IgG 重链的抗原为 γ，IgM 为 μ，IgA 为 α，IgD 为 δ，IgE 为 ε。五类 Ig 的轻链比较相似，有两个抗原型，κ 和 λ。每一抗体分子中两条轻链总是同型的，不是 κ 便是 λ。如 IgG 可为 $\lambda_2\kappa_2$ 或 $\gamma_2\lambda_2$。

整个 Ig 分子包括两个部分，即抗原结合片段（Fab）和可结晶片段（Fc），每个 Fab 由一条完整的轻链和一条不完整的重链组成，其中的重链部分称 Fd。Fab 的可变区有能与相应抗原进行特异性结合的位点。Fc

由两条不完整的重链组成，调节抗体生物活性的部分。IgG 的补体结合、IgE 与肥大细胞结合等，均与 Fc 有关。此外，Fc 也是决定 Ig 分子抗原特异性的部分。联结 Fab 和 Fc 的狭窄区称铰链区，该区易弯曲扭转或易受酶影响。

（二）抗体形成的机制

机体在抗原物质刺激下产生特异性免疫反应的过程，大体可分为三个阶段。

1）致敏阶段。当颗粒抗原初次进入体内时，首先被巨噬细胞吞噬，通过巨噬细胞胞浆内溶酶体酶的作用，把抗原物质消化降解，而保留其抗原决定簇（特异性抗原成分），经过加工处理的抗原分子结构比原来的小，抗原性却比原来更强。当处理过的抗原与巨噬细胞的 RNA 结合成为抗原 -RNA 复合物（抗原信息），就具有强烈吸引免疫活性细胞的作用，能把抗原 RNA 复合物传递给免疫活性细胞，启动免疫反应。

2）反应阶段。免疫活性细胞在受到抗原信息的刺激后，发生母细胞化，进而大量增殖。由于抗原的性质不同，刺激胸腺依赖淋巴细胞分化成致敏淋巴细胞。抗原信息刺激非胸腺依赖淋巴细胞或称骨髓衍生细胞，使分化成浆细胞在分化过程中小部分成为“记忆”细胞。由于“记忆”细胞的存在，即使抗原在胞浆内消失很久（数月至数年或更长）以后，仍能与再度进入体内的相应抗原迅速引起较强的免疫反应（回忆反应）。

3）效应阶段。当致敏淋巴细胞再次遇到相应抗原的刺激后能释放出多种具有生物活性的物质（淋巴因子），参与细胞免疫反应；浆细胞可形成各种类型的免疫球蛋白（抗体），参与体液免疫反应。

1. 影响抗体产生的因素

影响抗体产生的因素有以下几方面。

1）抗原的质与量。不同性质的抗原（抗原的物理状态、生物状态及毒力强弱）对机体刺激的强弱不一，表现为抗体形成速度的快慢不一，抗体持续的时间长短不一。有些抗原处于可溶性状态，其抗原性强，被吞噬细胞处理后抗原性差，而另一些抗原则与此相反。初次菌体抗原刺激，2 ～ 5d 出现抗体，初次类毒素刺激，2 ～ 3 周出现抗体。使用的抗原量不同，影响也不同，活菌（减毒株）用量少，但抗原量过多，超过了一定限度，抗体反应量受到抑制，称为免疫麻痹。

2）免疫途径。免疫途径不同，抗原在体内滞留的时间不同，抗原接触机体免疫组织也不同。抗原在体内停留时间越久，抗体反应性越高。

局部使用，仅引起抗原在局部淋巴结中产生抗体；在黏膜表面使用，常在黏膜下淋巴细胞组织或细胞中形成抗体；静脉内注入抗原则引起广泛的组织反应，但抗原中的毒性物质常可引起严重反应，静脉内注入抗原只适用于急用动物血清。

3）免疫次数及间隔。初次免疫，抗体出现慢、效价低、持续时间短，为建立基础免疫，至少应在一定时间内连续免疫 2 ～ 3 次，如死疫苗一般需间隔 7 ～ 10d，免疫 3 次。类毒素免疫需间隔 4 周，免疫 2 次。一般免疫效果可保持数月至 1 年，用动物制造抗血清蛋白等抗体时，追加免疫注射，注射剂量、途径、间隔均需严加注意，以免动物发生过敏反应死亡。

4）机体状态。机体处于发育的不同阶段，免疫细胞对抗原刺激的反应不同。根据动物实验资料，可将免疫反应分为 3 级，在胚胎期及新生儿早期，抗原可使胚胎早期的免疫活性细胞全部消灭或部分抑制，称为 0 级反应；生产后的动物不再对该同一抗原发生反应，动物形成免疫耐受。出生后，抗原刺激则引起免疫活性细胞增生，形成细胞免疫的反应，称为Ⅰ级反应。出生后经过一段时间才引起浆细胞增生，伴随抗体形成，称为Ⅱ级反应。

5）佐剂的作用，即增强免疫作用。佐剂伴随抗原物质注射机体，可增强抗原的作用，佐剂可使弱抗原物质成为有效的抗原，如明矾沉淀类毒素可刺激免疫活性细胞增殖，推迟抗原的吸引排除，使抗原在体内持续较久。油剂、结核菌、卡介苗、蜡质等可广泛地刺激吞噬细胞的吞噬作用，刺激不成熟的浆细胞及淋巴细胞，产生较好的免疫效果。

2. 多克隆抗体

当抗原进入动物体内时，宿主发生免疫应答，该反应是特异性针对这一抗原，结果产生相应的特异性抗体。每一种抗体都是由一群抗体产生细胞分泌的，这群细胞称为一个克隆，而且仅产生一类特异性的抗体。由于抗原分子上有许多不同的抗原决定簇，每一个抗原决定簇激活一个抗体产生细胞克隆，其结果就是产生许多种 IgG，即多克隆抗体。多克隆抗体可与类似抗原发生交叉反应。

由于多克隆抗体不纯，可与相类似的抗原发生交叉反应，使实验的敏感性和特异性受到影响，可用亲和层析法对多克隆抗体进一步纯化，提高特异性。

3. 单克隆抗体

单克隆抗体以特异抗原免疫小鼠,在免疫反应高峰取其脾脏,分离抗体产生细胞,然后与不产生抗体但能不断增殖的细胞系 – 骨髓瘤细胞融合,形成杂交瘤。这种杂交瘤细胞具有不断增殖和分泌抗体的两种特性。将这些杂交瘤细胞克隆化,每个杂交瘤只产生一类抗体,对抗原的一个决定簇发生反应。当测定每一克隆产物时,将有关的产生抗体的杂交瘤细胞分离培养,或接种于动物体内,使之增殖并产生大量特异性抗体,即单克隆抗体。

三、抗原 – 抗体反应

当机体对某一抗原产生一种抗体时,该抗体不同于对其他抗原所产生的抗体。当抗原和抗体相遇时,便发生特异性结合反应。每个抗体(Ig)分子中有 2 个抗原结合的位点,它们位于 Fab,每个 Fab 有一个结合位点。抗原 – 抗体反应的高度特异性、高亲和力及形成不溶性复合物等特性是免疫组织化学的基础。其特异性是由于抗体的抗原结合位点与抗原的抗原决定簇之间在形状和构型上的精密“互补”或“密切匹配”,犹如锁与钥的关系。如果这种互补性更密切、更准确,则抗原抗体复合物更加稳定,这个抗体即称为高亲和抗体;不太适合的抗原抗体结合,其复合物不稳定,容易解离,抗体则具有低亲和力。抗原 – 抗体复合物的解离系数一般在 10^{11}mol/L 左右。

抗原 – 抗体反应的形式主要有以下几种:

1)抗原与抗体的结合是高度特异性的结合。抗原与抗体的结合是二者分子表面的物理化学吸附现象,抗原抗体复合物在一定的条件下可以解离。

2)一个抗体分子有两个抗原结合点(称两价)。在一个抗原分子上则可有许多个结合点(多价),抗原与抗体分子的结合,不受两者数量比例的限制,但如需要出现肉眼可见的反应,则抗原与抗体的量需保持一定比例,在抗原或抗体过量的条件下,不能聚合成大颗粒,因此不能出现肉眼可见的反应。

3)主要的血清学反应有 3 个类型,即凝集反应、沉淀反应和有补体参加的各种血清学反应。

抗原是机体产生免疫反应的主要外因,决定免疫反应的特异性,机体与抗原物质在斗争过程中为抵御和排除抗原而产生的抗体、致敏淋巴细胞等物质,是机体排除异体物质的保护性反应。没有抗原的刺激,机体不能产生抗体；没有抗原物质，也无法检测抗体的存在；利用抗体也可以检测抗原物质。

四、免疫荧光法

先将已知的抗体或抗原标记上荧光色素（FITC 或 TRITC），再以这种荧光抗体（或抗原）作为探针检查组织细胞内的相应抗原（或抗体），在组织或细胞中形成的抗体复合物上即含有荧光色素。利用荧光显微镜观察荧光色素受激发光照射而发出的荧光，可对组织或细胞内的抗体进行定性、定位，或利用定量技术测定其含量。

第二节　实验方法

一、实验试剂

实验所需试剂见表 7-1。

表 7-1　实验试剂

试剂名称	厂家
PBS	Hyclone 公司
Tween-20	BIOSHARP 公司
驴血清	Equitech-Bio 公司
Cy3 山羊抗兔 IgG	Millipore 公司
免疫荧光一抗、二抗稀释液	碧云天公司
DAPI 染色液	博士德公司
抗荧光淬灭封片剂	博士德公司
NF- κB p65 兔单克隆抗体	Sigma 公司
二甲苯	广州化学试剂厂
乙醇	广州化学试剂厂

二、实验设备

实验所需设备见表 7-2。

表 7-2　实验设备

设备名称	厂家
通风橱	苏净集团安泰公司
0.1 ～ 10 μl 移液器	Eppendorf 公司
20 ～ 200 μl 移液器	Eppendorf 公司
100 ～ 1000 μl 移液器	Eppendorf 公司
冰箱	海尔公司
倒置荧光显微镜	ZEISS 公司

三、试剂配制

1.PBS 溶液

NaCl 8.0g，KCl 0.2g，$Na_2HPO_4 \cdot 12H_2O$ 2.9g，KH_2PO_4 0.2g，加三蒸水800mL 溶解，调节 pH 至 7.4，定容至 1000mL，高压灭菌，4℃保存。

2. 0.05MTBS（pH7.4）液

Tris（三羟甲基氨基甲烷）12.1g，NaCl 17.5g，加双蒸水至 1500mL，搅拌下加浓 HCl 至 pH7.4，再加双蒸水至 2000mL。

3. 封闭液

5% BSA。

四、实验步骤

（一）组织切片免疫荧光组织化学方法

1）石蜡切片置 60℃烘箱中烘烤过夜。

2）二甲苯中脱蜡，梯度乙醇入水（无水乙醇，95% 乙醇），浸泡于蒸馏水中待用。

3）抗原修复。取 500mL EDTA 抗原修复工作液于 1 000mL 烧杯中，在小功率电炉上加热至似沸微沸（为了防止脱片）。将组织切片缓慢放入烧杯。继续加热，保持液体在微沸状态 20min。将烧杯移开火源，室温下自然冷却后取出切片，蒸馏水洗 1 次 3min，TBS 洗 2 次，每次 3min。

4）每张切片加一滴或 50 μl 5% BSA，室温下孵育 30min，避免非特异性染色。

5）滴加 50μl 一抗（1∶3 000 稀释），阴性对照采用普通血清，室温下孵育 2h，或 4℃过夜。

6）TBS 洗 3 次，每次 5min，除去 TBS 液，每张切片加 50μl 荧光二抗，室温下避光孵育 30min，PBS 冲洗 3 次，每次 5min（避光操作）。

7）DAPI 染色 5min，PBS 洗 3 次，每次 5min。

8）抗荧光淬灭封片剂封片，荧光显微镜下观察。

（二）细胞免疫荧光组织化学方法

1）将细胞爬片放入 24 孔板，PBS 漂洗 2 次，用预冷的 4%多聚甲醛室温固定细胞 20min，吸掉固定液，PBS 漂洗细胞，室温下摇床 27r/min、5min，共 3 次。

2）每孔加 200μl 5% 驴血清和 0.1% Triton（PBS 配置）封闭液，封闭、打孔、通透，于摇床低速室温孵育 90min。

3）一抗孵育过夜：用一抗稀释液稀释 NF-κB p65（1∶400），吸走封闭液，每孔滴加 150μl 一抗稀释液，4℃摇床低速孵育过夜。

4）一抗孵育结束后，回收一抗稀释液，4℃保存。PBS 漂洗细胞，室温下摇床 27r/min、5min，共 3 次（因使用荧光二抗，故以下步骤开始避光）。

5）孵育二抗：每孔滴加 200μl 二抗稀释液（Cy3 山羊抗兔荧光二抗，1∶200），37℃孵育 1h。

6）吸除二抗稀释液，PBS 漂洗细胞，室温下摇床 27r/min、5min，共 3 次。

7）每孔加入 DAPI 染色液（1∶1 000 PBS 稀释）200μl 复染细胞核，室温下摇床 27r/min、5min。

8）吸走 DAPI 染色液，PBS 漂洗细胞，室温下摇床 27r/min、5min，共 3 次。

9）从 24 孔板中取出小圆片，在载玻片上滴加抗荧光淬灭剂，将小圆片盖于载玻片上，用指甲油固定小圆片，正置于荧光显微镜下观察、成像。

（三）荧光显微镜使用方法

荧光显微镜是免疫荧光细胞化学的成像工具，主要由光源、滤板系统及光学系统组成。利用一定波长（短波长）的光激发标本内的荧光物质发射荧光，通过光学系统放大以观察荧光图像，荧光显微镜标本的制作要求如下。

1）载玻片。载玻片厚度应在 0.8 ～ 1.2mm，太厚的玻片，光吸收多，且不能使激发光在标本上聚集。载玻片必须光洁，厚度均匀，无明显自发荧光，有时需用石英玻璃载玻片。

2）盖玻片。盖玻片厚度在0.17mm左右，光洁，为了加强激发光，也可用干涉盖玻片，这是一种特制的表面镀有若干层对不同波长的光起不同干涉作用的物质（如氟化镁）的盖玻片，它可以使荧光顺利通过，而反射激发光，这种反射的激发光又可激发标本。

3）标本。组织切片或其他标本不能太厚，如太厚，激发光大部分消耗在标本下部，而物镜直接观察到的上部不能充分激发，另外细胞重叠或杂质掩盖，影响判断。

4）封片剂。常用甘油，必须无自发荧光，无色透明，荧光在pH8.5～9.5时较亮，不易很快褪去，所以，常用甘油与0.5mol/L pH9.0～9.5的碳酸盐缓冲液的等量混合液作封片剂。

5）镜油。一般暗视野荧光显微镜和用油镜观察标本时，必须使用镜油，最好使用特制的无荧光镜油。

（四）使用荧光显微镜的注意事项

1）严格按照荧光显微镜出厂说明书要求进行操作，不要随意改变程序。

2）应在暗室中进行检查。进入暗室后接上电源，点燃超高压汞灯5～15min，待光源发出强光稳定后，视力完全适应暗室，再开始观察标本。

3）防止紫外线对眼的损害，在调整光源时应戴上防护眼镜。

4）观察时间每次1～2h为宜，超过90min，超高压汞灯发光强度逐渐下降，荧光减弱；标本受紫外线照射3～5min后，荧光也明显减弱；所以，最多不得超过2～3h。

5）荧光显微镜光源寿命有限，标本应集中检查，以节省时间，保护光源，新换灯泡应从开始就记录使用时间。灯熄灭后欲再用时，需等待30min，待灯泡充分冷却后才能打开荧光光源，一天中应避免数次开机。

6）标本染色后应立即观察，荧光会随时间逐渐减弱，短期内可于4℃保存，可延缓荧光减弱时间，防止封片剂蒸发。

（五）荧光图像的记录方法

荧光显微镜下所看到的荧光图像，一是具有形态学特征，二是具有荧光的颜色及程度，在判断结果时，必须将二者结合起来综合判断。荧光显微镜拍照技术对于记录荧光图像十分必要，由于荧光很易褪色减弱，应避免长时间观察，要即时摄影记录结果。紫外光对荧光猝灭作用大，可先观察除 DAPI 以外的荧光染料，如 FITC、Cy3 等标记物。

第三节　实验结果

小鼠脑组织切片进行免疫组织化学染色，在荧光显微镜下观察，可见特性抗体清晰标记的脑组织结构（图 7–2）。细胞免疫组织化学染色，荧光显微镜下观察，可见 NF- κB p65 主要在胞浆表达，核内几乎看不到其荧光表达（图 7–3）。

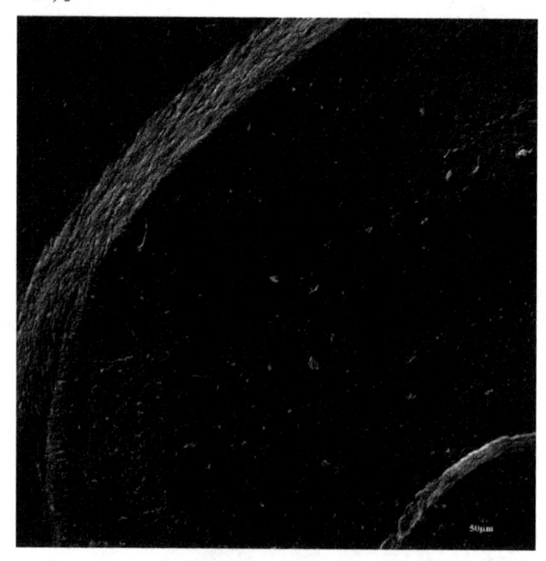

图 7–2　小鼠脑组织荧光免疫组织化学染色

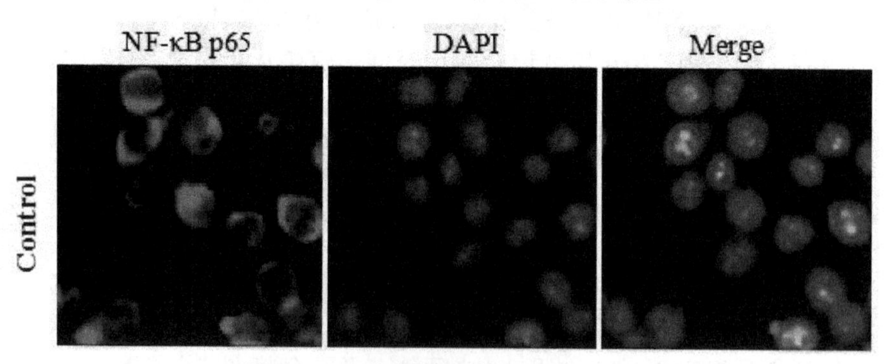

图 7–3　细胞荧光免疫组织化学染色

第四节　经验体会及注意事项

免疫荧光法快速简便，尤其适用于神经科学研究。免疫组化在双重或多重染色中仅通过变换滤光片，即可分辨多重染色，并不互相干扰。然而免疫荧光染色方法也有明显的局限性，如需要特殊的显微镜、结构细节不易观察、标本不能长期保存等缺点。为了取得满意的实验结果，在实验过程中，尚需注意以下几点。

1. 避免出现非特异性染色

非特异性染色主要来源于以下几个方面：

1）荧光抗体中含有游离的荧光色素，未与蛋白质结合，形成了聚合物而不能被透析除去。

2）非特异性抗体或血清蛋白与荧光色素结合形成荧光素脲蛋白，可与组织成分结合。

3）组织中存在类属抗原。

4）过量标记的抗体分子上荧光色素分子过多，含大量阴离子，可结合于正常组织上。

5）组织成分的自发荧光。

6）荧光素不纯，标本固定不当等。

7）抗体稀释度过高，导致切片深染。

8）抗体孵育时间过长，或孵育温度过高，导致着色过深。

不能补救现象：分不清是哪些细胞着色。

2. 抗原修复

抗原修复时必须保证切片始终能浸泡在液体内，一定要等工作液冷却后才能将切片取出。

3. 保存浓缩抗体

在有效期以内，一般只需放在普通 4℃冰箱内保存，保存时间可达 5 ～ 10 年以上（变荧光试剂例外）。最好不要用塑料管分装，因为塑料对抗体有吸附作用。用 -20℃～ -40℃低温冰箱冷冻，由于冻融也会使抗体效价降低。而即用型抗体保存时间一般在一年以内，用 TBS 稀释的抗体，一般可放置一个月。稀释比低的抗体，效价降低比较快。

4. 出现假阴性的原因

1）固定时间过长，浸蜡、烤片温度过高，导致抗原丢失，无法补救。

2）固定液不合适，或浓度不对，导致固定不佳。

3）第一抗体没加。补救办法：染过的片子用缓冲液洗干净后，再加一抗，按步骤重做。

4）第一抗体加错。如加错的抗体和要加的抗体是不同类型的二抗，那原片子用缓冲液洗干净后，再加一抗，可能还能补救。

5）二抗没加，或二抗加错。补救办法：染过的片子用缓冲液洗干净后，再加二抗，关系不大。

6）抗体浓度过低。补救办法：增加抗体浓度，染过的片子用缓冲液洗干净后，加一抗再染。

7）孵育的时间太短，没按要求时间孵育，从一抗开始重新染过。

8）孵育温度太低。解决办法：保证温箱温度在 37℃，或增加孵育时间，如一抗 4℃过夜。

9）抗体本身的特异性。有的抗体在正常组织中表达很强，而在肿瘤中表达很弱，或不表达。

10）修复方法有误，或处理时间不正确。

11）缓冲液 pH 值不正确。

参考文献

[1] 王伯沄 .2000. 病理学技术 [M]. 北京：人民卫生出版社，196–198.

[2] 宋天保 .1994. 实用免疫组织化学技术 [M]. 西安：陕西科学技术出版社，34–40.

[3]Kataoka K, Tomiya Y, Sakamoto A, et al. 2015. Altered autonomic nervous system activity in women with unexplained recurrent pregnancy loss[J]. J Obstet Gynaecol Res. 41（6）: 912–918.

[4]Shu S, Zhan M, You Y L, et al. 2015. Wrist-ankle acupuncture（WAA）for precompetition nervous syndrome: study protocol for a randomized controlled trial[J]. Trials. 16: 396.

[5]Bravo J A, Julio-Pieper M, Forsythe P, et al. 2012. Communication between gastrointestinal bacteria and the nervous system[J].Curr Opin Pharmacol. 12（6）: 667–672.

[6]Ward J M, Rehg J E. 2014. Rodent immunohistochemistry: pitfalls and troubleshooting[J]. Vet Pathol. 51 (1): 88–101.

[7]Goodpaster T, Randolph–Habecker J. 2014. A flexible mouse–on–mouse immunohistochemical staining technique adaptable to biotin–free reagents, immunofluorescence, and multiple antibody staining[J]. J Histochem Cytochem. 62 (3): 197–204.

[8]Gijbels M J, De Winther M P. 2011. Autopsy and histological analysis of the transgenic mouse[J]. Methods Mol Biol. 693: 75–87.

[9]Brand S, Amann K, Schupp N. 2013. Angiotensin Ⅱ –induced hypertension dose–dependently leads to oxidative stress and DNA damage in mouse kidneys and hearts[J]. J Hypertens. 31 (2): 333–344.

[10]Grosser G, Fietz D, Günther S, et al. 2013. Cloning and functional characterization of the mouse sodium–dependent organic anion transporter Soat (Slc10a6) [J]. J Steroid Biochem Mol Biol. 138: 90–99.

[11]Honigman J S, DiGregorio K M, Dedkov E I, et al. Distribution maps of D–dopachrome tautomerase in the mouse brain[J]. Neuroscience. 226: 382–387.

[12]Li P, Cui Y, Song G, et al. 2014. Phenotypic characteristics of nasal mast cells in a mouse model of allergic rhinitis[J]. ORL J Otorhinolaryngol Relat. 76 (6): 303–313.

[13]Zhang H, Petit G H, Gaughwin P M, et al. 2013. NGF rescues hippocampal cholinergic neuronal markers, restores neurogenesis, and improves the spatial working memory in a mouse model of Huntington' s Disease[J]. J Huntingtons. 2 (1): 69–82.

[14]Wang B, Balakrishnan–Renuka A, Napirei M, et al. 2015. Spatiotemporal expression of Math6 during mouse embryonic development[J]. Histochem Cell Biol. 143 (6): 575–582.

[15]Urdinguio R G, Fernandez A F, Moncada–Pazos A, et al. 2013. Immune–dependent and independent antitumor activity of GM–CSF aberrantly expressed by mouseand human colorectal tumors[J]. Cancer Res. 73 (1): 395–405.

[16]Volkova O, Guselnikov S, Mechetina L, et al. 2014. Development and characterization of domain–specific monoclonal antibodies produced against human SLAMF9[J]. Monoclon Antib Immunodiagn Immunother. 33 (4): 209–214.

第八章　分子神经生物学技术

分子神经生物学是在 DNA 和 RNA 生物大分子基础上，研究神经的结构与功能的科学，它以生物物理学、生物化学和分子生物学的方法，对神经科学领域中的一些具体问题加以研究和阐述，被认为是现代神经科学的生长点，是多门学科交叉形成的学科。分子生物学理论和技术的快速发展和不断完善，序列分析和定点突变、转基因动物模型和体内基因敲除等方法的出现，使人们对神经结构和功能的认识不断丰富和深化，为神经系统发生、发育、分化和功能调节等生理及病理过程的研究提供了可能性。

分子神经生物学研究的内容包括：突触、中枢神经及外周神经的可塑性、树突及轴突转运的性质、体外神经元、中枢神经递质、环核苷酸与神经功能、糖皮质激素与脑和垂体的相互作用、丘脑下部和垂体肽类、激素与中枢神经系统、学习的化学与记忆的形成、同步化脑电节律、代谢的先天性障碍等方面。随着分子神经生物学的发展，人们对神经分子水平的结构和功能有了更深入的了解。

第一节　蛋白质印迹法

蛋白质印迹法又被称为 Western 印迹法（Western Blotting）。它是分子生物学、生物化学和免疫遗传学中常用的一种实验方法。它是利用抗原－抗体反应的机制，利用特异性抗体对凝胶电泳处理过的细胞或生物组织样品进行着色，通过分析着色的位置和着色深度获得对特异性蛋白质的定性或定量分析。由于 Western 印迹法的蛋白质为变性状态，不会发生蛋白的溶解、聚集与外来蛋白的共沉淀，所以 Western 印迹法应用广泛，已成为分子神经生物学的常规实验。

一、实验原理

Western 印迹法与 Southern 杂交法类似，都是利用聚丙烯酰胺凝胶电泳技术把需要的特异性蛋白质从混合物中分离出来，并将其转移到另一固相载体（例如硝酸纤维素薄膜）上，固相载体以非共价键形式吸附蛋白质，且能保持电泳分离的多肽类型及其生物学活性不变。以固相载体上的蛋白质或多肽作为抗原，与对应的抗体起免疫反应，再与酶或同位素标记的第二抗体起反应，经过底物显色或放射自显影以检测电泳分离的特异性目的基因表达的蛋白成分。

二、实验方法

（一）实验试剂

实验所需试剂见表 8-1。

表 8-1　实验试剂

试剂名称	厂家
牛血清白蛋白	Sigma 公司
十二烷基磺酸钠（SDS）	Sigma 公司
异丙醇	天津化学试剂二厂
丙烯酰胺	Roche 公司
Tris	Sigma 公司
甘氨酸（Glycine）	Sigma 公司
甲醇	西陇科学公司
30%丙烯酰胺（29：1）	博士德公司
硝酸纤维素膜	Sigma 公司
滤纸	Bio-Rad 公司
ECL 化学发光检测试剂盒	KPL 公司
苯酚、氯仿、异戊醇、醋酸钠（分析纯）	南京化学试剂厂
1.5M Tris-HCL pH8.8	碧云天公司
TEMED	BIOSHARP 公司
1.0M Tris-HCL pH6.8	碧云天公司

续表

过硫酸铵(APS)	碧云天公司
Tween-20	BIOSHARP 公司
脱脂奶粉	伊利奶粉
β-actin 小鼠单克隆抗体	Sigma 公司
NF-κB p65 兔单克隆抗体	Cell signaling 公司

（二）实验仪器和设备

实验所需仪器和设备见表 8-2。

表 8-2　实验仪器和设备

仪器和设备名称	厂家
超洁净工作台	苏净集团安泰公司
0.1 ～ 10μl 移液器	Eppendorf 公司
20 ～ 200μl 移液器	Eppendorf 公司
100 ～ 1000μl 移液器	Eppendorf 公司
-70℃ 低温冰箱	REVCO 公司
印迹电泳转移系统	Bio-Rad 公司
凝胶成像分析系统	Pharmacia Biotech 公司
Hitachi F-3000 荧光检测仪	日立公司
紫外分光光度仪	Pharmacia Biotech 公司
雪花制冰机　YKKY FM7	Pharmacia Biotech 公司

（三）试剂配制

1. 0.05M TBS（pH 7.2）

Tris 6.1g、浓 HCl 1.7mL 加生理盐水至 1000mL。

2. 0.1 mol/L 的柠檬酸（pH 4.5）

柠檬酸 5.41g，柠檬酸钠 7.13g，加双蒸水至 500mL。

3. 裂解液

8M Urea19.2g，4％ CHAPS 1.6g，40mM Tris base 0.194g，65mM DTT 0.401g，加双蒸水至 40mL，-80℃保存。

4.30%丙烯酰胺

丙烯酰胺 87.6g，亚甲基丙烯酰胺 2.4g，溶于 300mL 去离子水，搅拌至溶解，装入棕色瓶，4℃冰箱保存。

5.1.5M Tris-HCL（pH8.8）

Tris base 27.23g，加去离子水 80mL，检测 pH 值，缓慢加浓盐酸至 pH 8.8，再加去离子水至 150mL，4℃冰箱保存。

6.1.0M Tris-HCL（pH6.8）

Tris base 6g，加去离子水 60mL，检测 pH 值，缓慢加浓盐酸至 pH6.8，再加去离子水至 100mL，4℃冰箱保存。

7.10% SDS

SDS 10g，加去离子水至 100mL，室温保存。

8.10%过硫酸铵

过硫酸铵 1.0g，加入去离子水 10mL，4℃冰箱保存。

9.10× 电泳缓冲液

Tris base 30.3g，甘氨酸 144g，SDS 10g，加去离子水至 1000mL 后，pH 为 8.3（不用酸或碱调 pH），室温保存。用前稀释为 1× 电泳缓冲液（50mL 10× 电泳缓冲液加去离子水 450mL）。1× 电泳缓冲液每次均更换。

10.10× 转移缓冲液

Tris base 30.3g，甘氨酸 150g，加去离子水至 1000mL 后，pH 为 8.5（不用酸或碱调 pH），室温保存。用前稀释为 1× 转移缓冲液（100mL 10× 转移缓冲液加去离子水 700mL，再加甲醇 200mL）。

11.5×SDS Sample Buffer

5mL 甘油，5mL 125mM Tris-HCL（pH6.8），1.0g SDS。

12. 样品缓冲液

1%溴酚蓝，4℃冰箱保存（用 1.5mL Eppendorf 管分装）。

13. 洗涤缓冲液 TBS/T

1×TBS 中加入 100% Tween-20，使 100% Tween-20 终浓度为 0.1%。

14. 封闭缓冲液

10×TBS 10mL 加去离子水 90mL，再加入 BSA 5.0g，充分混匀，并在

搅拌时加入 Tween-20 0.1mL。每次用前新鲜配制。

15. SDS 聚丙烯酰胺凝胶

SDS 聚丙烯酰胺凝胶的成分见表 8-3。

表 8-3 SDS 聚丙烯酰胺凝胶的成分

成分	10%分离胶(10mL)	5%浓缩胶(4mL)
H_2O	4.0	2.7
30%丙烯酰胺(29∶1)	3.3	0.67
1.5 M Tris-HCL(pH8.8)	2.5	—
1.0 M Tris-HCL(pH6.8)	—	0.5
10% SDS	0.1	0.04
10% 过硫酸铵	0.1	0.04
TEMED	0.04	0.004

(四)实验步骤

1. 总蛋白样品制备

(1)培养细胞总蛋白提取

1)取对数生长期的细胞接种于 6 孔板内,待细胞贴壁培养 24h 后收集细胞。吸走原培养液,用预冷 PBS 漂洗 2 次,加入 200 μl RIPA 细胞裂解液(预先加入蛋白酶抑制剂和磷酸酶抑制剂),稍加吹打,置于 4℃摇床上裂解 30min。

2)待细胞充分裂解后,将裂解液收集到 1.5mL EP 管中,4℃ 14 000r/min 离心 15min,取上清液,即总蛋白。

3)取一部分进行蛋白浓度测定后,将剩余蛋白样品分装, -80℃保存备用。

(2)组织总蛋白提取

1)将少量组织块置于 1 ~ 2mL 匀浆器中球状部位,用干净的剪刀将组织块尽量剪碎。

2)加 400 μl 单去污剂裂解液(含 PMSF)于匀浆器中,进行匀浆。然后置于冰上。

3)几分钟后再碾一会儿再置于冰上,要重复碾几次,使组织尽量碾碎。

4)裂解 30min 后,即可用移液器将裂解液移至 1.5mL 离心管中,然后在 4℃下 12 000r/min 离心 5min,取上清液分装于 0.5mL 离心管中并置

于 -20℃保存。

2. 细胞核蛋白和细胞浆蛋白提取

根据碧云天(P0027)试剂盒说明书进行。

1)整个操作过程均在冰上进行。在使用细胞浆蛋白抽取试剂 A 和细胞核蛋白抽取试剂的前 3 ～ 5min 分别加入 PMSF(100mM),使 PMSF 的终浓度为 1mM。

2)取出细胞培养板,吸走原培养液,PBS 漂洗一遍后倒掉,加入少许 PBS 将细胞刮下来,收集细胞悬液 1000r/min 离心 5min,倒掉上清液,留下细胞沉淀,并用小枪头尽可能吸走残留液体。

3)加入 200μl 细胞浆蛋白抽提试剂 A,最高速剧烈涡旋 10s,冰浴 15min。

4)加入 10μl 细胞浆蛋白抽提试剂 B,最高速涡旋 5s,冰浴 1min。

5)最高速剧烈涡旋 5s,4℃ 14 000g,离心 5min。

6)立即吸取上清液至另一个预冷的 EP 管中,即为得到的样品细胞浆蛋白,待 BCA 法测定浓度后,分装,-80℃保存。

7)在剩余沉淀中加入 50μl 细胞核蛋白抽提试剂,最高速剧烈涡旋 15 ～ 30s,把细胞沉淀打散,然后放回冰浴中,每隔 1 ～ 2min 再高速涡旋 15 ～ 30s,反复该操作,共 30min。

8)4℃ 14 000g 离心 10min,立即吸取上清液至另一个预冷的 EP 管中,即为得到的样品细胞核蛋白,待 BCA 法测定浓度后,分装,-80℃保存。

3. BCA 法蛋白浓度测定

1)将试剂 A 与试剂 B 按 50∶1 比例配成 BCA 工作液,充分混匀后,室温放置备用。

2)将蛋白标准品按倍数用 PBS 稀释成 8 个不同浓度梯度,将各浓度标准品依次加到 96 孔板的标准品孔中,每孔 20μl,每个梯度设 2 个复孔。

3)2μl 蛋白样品 +18μl PBS 共 20μl 加到 96 孔板的样品孔中,每个样品设 2 个复孔。

4)每孔加入 200μl BCA 工作液,37℃孵育 30min。

5)酶标仪测定各孔在 562nm 波长处的 OD 值,根据蛋白标准品浓度制作标准曲线,计算出样品的蛋白浓度。

4. 蛋白质电泳

1)配置 SDS-PAGE 凝胶:分离胶 10%,浓缩胶 5%。

2)待凝胶凝固后,将胶板固定在电极板上,放入电泳槽中,往内外槽中倒满 1× 电泳缓冲液。

3）蛋白样品上样：5× 蛋白上样缓冲液与蛋白样品 1∶5 比例混合，于 100℃变性 5min，冰上冷却。

4）将准备好的各蛋白样品和预染蛋白质 marker 按上样蛋白总量一致的原则，依次加入加样孔中，剩余孔用 1× 蛋白上样缓冲液补齐。

5）电泳：80V，30min 后将电压调至 120V，当溴酚蓝到达底部时停止电泳。

5. 湿法转膜

1）将适当大小的 NC 膜、海绵垫、滤纸放入 1× 转膜液中，备用。

2）电泳结束后，取下胶板，撬开玻璃板，切除浓缩胶及多余的分离胶，保留带有目的蛋白的胶块，放入转膜液中。

3）按照“黑板—海绵—滤纸—胶块—NC 膜—滤纸—海绵—白板”从下往上的顺序摆放，固定夹板，注意排空滤纸和胶块之间的气泡，将夹板置于转膜槽中，倒满预冷的 1× 转膜液。

4）接通电源，于 4℃冰中以 100V 恒压转膜 100min。

6. 封闭

转膜结束后，取出 NC 膜，注意标记正反面，将膜放入 5%脱脂奶粉中，室温摇床振荡 1h。

7. 孵育一抗、二抗

1）封闭结束后，于 1×TBST 中简单漂洗 2 次，用 1×TBST 稀释一抗（β-actin 为 1∶5 000，NF-κB p65 为 1∶1 000），覆盖 NC 膜，4℃摇床低速孵育过夜。

2）孵育结束后，回收一抗于 4℃保存；用 1×TBST 于摇床上振荡洗膜 3 次，每次 10min。

3）用 1×TBST 稀释 HRP 标记二抗（1∶5 000），将 NC 膜放入二抗稀释液中，室温摇床孵育 1h。

4）孵育结束后，用 1×TBST 于摇床上振荡洗膜 3 次，每次 10min。

8. 显影

将 Western Blot 化学发光试剂盒中的 A 液和 B 液等体积混匀，滴加在膜上，避光反应 5min，于凝胶成像仪中显影拍照；显影结束后用自带图像处理系统扫描分析各目标条带的光密度值，以 β-actin 作为内参来确定组间目标蛋白表达的差异和变化。

三、实验结果

Western Blot 结果显示，组织中 NF-κB p65 蛋白主要在胞浆中表达，细胞核内不表达或表达量很低。

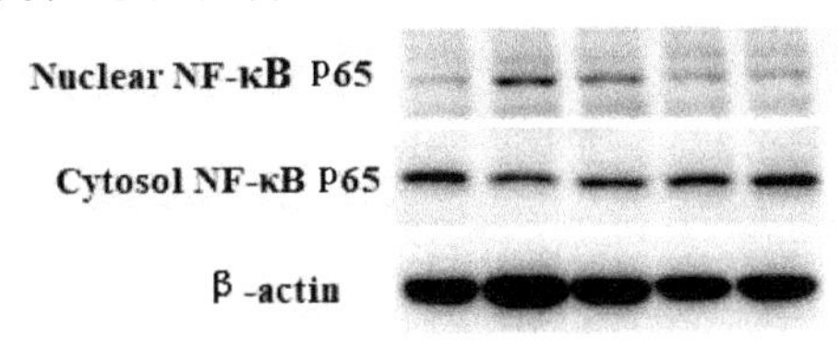

图 8-1　Western Blot 检测 NF-κB p65 蛋白

四、经验体会及注意事项

Western 印迹法可用于检测神经组织中特异性蛋白质的表达，影响因素及操作步骤较多，要求操作者细致、熟练掌握操作技巧，才能取得可靠的实验结果。在实验过程中，尚需注意以下几点。

1）制备样品过程中，不同的抗体类型需要选择不同的裂解策略。裂解缓冲液的离子强度和 pH 等可以影响蛋白质的溶解性能。利用合成肽制备的抗体可能只与变性形式的靶蛋白起反应，而抗天然表位的单克隆抗体则与正常折叠的蛋白质起反应。

2）在溶解蛋白质时，有时需要采取超声破壁的步骤，这时释放出细胞内的蛋白酶可使靶蛋白降解。因此，提取时应采取措施尽可能降低细胞提取物中蛋白酶的活性。通常冰上操作提取蛋白，裂解液中需要加入适当的蛋白酶抑制剂（表 8-4）。

表 8-4　常用蛋白酶抑制剂的特性

抑制剂	靶蛋白酶	非靶蛋白酶	有效浓度	贮存液
抑蛋白酶肽（Aprotinin）	激肽释放酶 胰蛋白酶 胰凝乳蛋白酶 纤溶酶	木瓜蛋白酶	1～2mg/L	10mg/mL 溶于 0. 01mol/L HEPES（pH8.0）
亮抑制肽（Leupeptin）	纤溶酶 胰蛋白酶 木瓜蛋白酶 组织蛋白酶 B	胰凝乳蛋白酶 胃蛋白酶 组织蛋白酶 A 和 D	1～2mg/L	10mg/mL 溶于水

续表

抑制剂	靶蛋白酶	非靶蛋白酶	有效浓度	贮存液
胃蛋白抑制剂 A	胃蛋白酶 组织蛋白酶 D	胰蛋白酶 纤溶酶 胰凝乳蛋白酶 弹性蛋白酶 嗜热菌蛋白酶	1mg	1mg/mL 溶于水
木瓜蛋白酶抑制剂(Antipan)	组织蛋白酶 A 和 B 木瓜蛋白酶 胰蛋白酶	纤溶酶 胰凝乳蛋白酶 胃蛋白酶	1～2mg/L	1mg/mL 溶于水
苯甲基磺酸氟（PMSF）	胰凝乳蛋白酶 胰蛋白酶		100mg/L	1.74mg/mL(10mol/L)溶于异丙醇
甲苯磺酰赖氨酸氯甲酮（TLCK）	胰蛋白酶	胰凝乳蛋白酶	50mg/L	1mol/L 溶于 0.5mol/L 乙酸钠(pH5.0)
EDTA	金属蛋白酶		1mmol/L	0.05mol/L 溶于水

3）为了提供蛋白质转移情况的直接证据并对蛋白质分子质量标准参照物进行定位，可以对固定于硝酸纤维素膜上的蛋白质进行染色。目前，常用的是丽春红 S 染色法。

4）封闭膜上的免疫球蛋白结合位点时，应注意以下几个问题：

①封闭液中的叠氮钠有毒，要小心操作并戴手套。

②如果非特异性结合背底依然太高，可在封闭液中加入适量（0.02%）的去污剂吐温 20（Tween20），但要注意的是当溶液中 Tween20 的浓度大于 0.05%时，蛋白与 PVDF 膜的结合能力降低。

③封闭时所用的某些蛋白会使某些抗体识别抗原的能力降低。

④封闭试剂中若残存碱性磷酸酶活性，就会使碱磷酶显色体系的本底升高。如果本底高，试用含 5%牛血清白蛋白的封闭液。

5）溶液孵育时通常在室温下轻轻摇动，操作应在稍大于膜的容器中进行。孵育液刚好淹没膜，蛋白面向上。封闭溶液和洗涤溶液的用量至少应为抗体反应液体积的 2 倍。

6）Western 印迹法可使用单抗或多抗，各有优缺点（表 8–5），视具体情况选择。

表 8-5　单克隆和多克隆抗体的比较

单抗	多抗
有抗原决定簇特异性	有交叉反应
通常亲和力低	含亲和力和表位特异性不同的类别
制备较费时	产生较快
理论上产量无限	数量受限
昂贵	成本低
Western 印迹法有时呈阴性	对 Western 印迹效果好
可用不纯的抗原制备	某些抗原的抗体再产生可能有困难

7）在应用抗体时要注意下列一些问题。

①应用低滴度抗体时，应去掉缓冲液中的 Tween20，增加孵育时间或增加抗体浓度。

②某些抗体（特别是单抗）识别在二级或三级结构基础上组成的抗原位点，而当抗原变性或转移到膜上后结构可能发生变化。

③某些类型的免疫球蛋白，如 IgG 和另一些免疫球蛋白（如 IgM）可能非特异吸附在膜上，从而导致背底增加。

④局部背底可能是由于某些蛋白质的抗原决定簇类似或抗血清具有非特异性所致。

⑤抗体保存不当时，可能会随时间延长损失活性，使检测结果重复性差。根据抗体的类型选择适当的保存条件，第一抗体和第二抗体常保存于 4℃或 -20℃，避免反复冻融和污染。

⑥通常采用不同的抗原量和不同稀释度的抗体，找出检测的最高灵敏度。如果抗体浓度过高，则背底可能较深；反之可能信号较弱。

⑦显色要注意，虽然可用 ^{125}I 标记蛋白检测一抗（该方法比较灵敏），但酶标记二抗可以避免使用放射性核素而具有相同的灵敏度。经常使用的酶包括碱性磷酸酯酶，催化的反应要么产生有色沉淀，要么产生化学荧光，二者具有同一水平的灵敏度，用碱性磷酸酯酶灵敏度更高，不被叠氮钠抑制，通常在系统内存在内源性磷酸酶或磷酸基时使用。碱性磷酸酯酶和辣根过氧化物酶催化反应所产生的沉淀沉积在抗体结合部位的膜上，或者酶可以催化化学发光反应，发光最终被 X 射线底片捕获。可拍照或保存转印膜来保存实验结果。不同检测系统的灵敏度见表 8-6。

表 8-6　不同检测系统的灵敏度

检测方法	Western 印迹法	检测方法	Western 印迹法
^{125}I	10pg	氯萘酚	1ng
碱性磷酸酶	—	TMB 稳定底物	100pg
NBT/BCIP	25 ～ 50pg	化学发光	—
Western Blue 底物	25 ～ 50pg	AMPPD	125pg
辣根过氧化物酶	—	鲁米钠	300pg

8）Western Blot 中转移在膜上的蛋白处于变性状态，空间结构改变，因此那些识别空间表位的抗体不能用于 Western Blot 检测。这种情况可以将表达目的蛋白的细胞或细胞裂解液中的所有蛋白先生物素化，再用酶标记亲和素进行 Western Blot。

9）Western Blot 转移膜常用的有聚四氯乙烯、PVDF 膜、硝酸纤维素膜和尼龙膜等，可以根据各种膜的特性（表 8-7）与实验目的进行选择，目前经常使用的为硝酸纤维素膜和 PVDF 膜。

表 8-7　各种转移膜的特性

特性＼转移膜	PVDF 膜	硝酸纤维素膜	尼龙膜
结合能力	172μg/cm^2	249μg/cm^2	175μg/cm^2
评论	需要比硝酸膜更长的封闭时间，韧性好	封闭时间短，斑点杂交可能不保留蛋白质，对转移电泳效果好，较脆	封闭时间短，对结合能力稍差的蛋白质背景可能较深，脆性较硝酸纤维素膜低

注：抗原可能以不同方式与不同的膜结合，为增大检测灵敏度，应选用不同类型的膜进行抗体结合实验。

10）实验操作中应注意的细节问题如下。

①开始配胶的板子一定得夹紧，防止漏胶。

②上样的板子也得夹紧，防止漏电缓液。跑胶时出现胶的快慢不一样，原因可能是上样前两块胶的板子没有夹紧导致漏电缓液，还有就是胶的浓度不一样。

③上样时，Marker 5 μl 加 5 × Loading Buffer 混匀一起上样，这样可以防止在跑电泳的过程，样品把 marker 给挤得越来越窄。

④转膜时，NC 膜的正面左上角先用 marker 笔做好标记，防止后面孵

育抗体与显色的过程分不清 NC 膜的正反面。

⑤转膜之前，先把 NC 膜放在转膜液中浸泡，注意从一端慢慢地往下浸泡，否则 NC 膜容易泡不透，影响转膜。

⑥显色时，往 NC 膜上加转膜液须从一边慢慢往下加，否则最后显色效果不好。

⑦转膜时，NC 膜与胶接触之前千万不可有气泡，否则对结果的目的条带有影响。

11）Western Blot 实验常见问题。

问：胶片是一片空白，是怎么回事？

答：如果能够排除下面的几个问题，那么问题多半出现在一抗和抗原制备上。

①二抗的 HRP 活性太强，将底物消耗光。

② ECL 底物中 H_2O_2 不稳定，失活。

③ ECL 底物没覆盖到相应位置。

④一抗选择不当。

⑤二抗失活。

问：如何避免高背景？

答：①膜没有完全均匀湿透，建议使用 100% Methanol 浸透膜。

②洗膜不充分，可以增加洗液体积和洗涤次数。

③电极不平衡或者加样位置偏斜，可以调整电极和加样。

④封闭物用量不足，可以提高封闭物浓度，孵育时保证封闭液完全浸没转印膜；封闭物使用不当，比如检测生物素标记的蛋白时不可用脱脂奶粉封闭。

⑤封闭时间不够，一般情况下室温 37℃封闭 1h 以上或者 4℃封闭过夜。

⑥抗体非特异性结合，可以降低抗体浓度，减少孵育时间。

⑦一抗稀释度不适宜，可以对抗体进行滴度测试，选择最适宜的抗体稀释度。

⑧一抗孵育的温度偏高，建议 4℃结合过夜。

⑨抗体浓度过高或洗涤不够，建议降低抗体浓度，增加洗涤次数和时间。

⑩化学显色底物过多，建议按说明书加入适量的显色底物。

问：条带形状不好看的原因有哪些？

答：①胶凝得不均匀或聚合不好，建议灌胶前将溶液充分混匀。

②某些样品盐浓度较高，建议除盐或将样品盐浓度调成一致。

③缓冲液陈旧，成分改变，可以重配。

④凝胶下面有气泡，电泳前要先将气泡赶走。

⑤电泳时温度过高，可以降低电流或电压。

⑥样品中含有不溶性颗粒，建议样品充分搅拌混匀。

问：蛋白条带位置（大小）不对怎么办？

答：①胶浓度不对，不同浓度的胶跑出的蛋白条带的位置可能有所偏差，可以调整浓度抗体孵育不充分，建议增加抗体浓度，延长孵育时间。

②酶失活，建议直接将酶和底物进行混合，如果不显色则说明酶失活了。选择在有效期内、有活性的酶联物。

③目的蛋白存在翻译后修饰或剪切体，建议查询相关文献确定。

④标本中不含靶蛋白或靶蛋白含量太低，建议设置阳性对照比对结果，增加标本上样量。

问：出现很多杂带的原因？

答：①目的蛋白有多个修饰位点，本身可以呈现多条带，建议查阅文献或进行生物信息学分析，获得蛋白序列的修饰位点信息，通过去修饰确定蛋白实际大小。

②样本处理过程中目的蛋白发生降解，建议加入蛋白酶抑制剂，样本处理时在冰上操作。

③杂蛋白多，建议处理目的蛋白。

④抗体特异性不强，建议使用特异性强的抗体。

⑤抗体孵育时间过久，建议减少抗体孵育时间。

⑥二抗与抗原有交叉反应，建议选择合适的封闭物。

⑦二聚体或多聚体存在，建议增加蛋白质变性过程及强度。

⑧底物显色与曝光时间过长，建议缩短显色及曝光的时间。

问：背景有黑色斑点或有不均匀的白色斑点，以及暗背景上白色带的原因？

答：①抗体与封闭试剂反应，建议使用前过滤封闭试剂。

② HRP 含量过高，建议降低酶联二抗的浓度。

③ HRP 偶联二抗中有聚集体，建议过滤二抗试剂，去除聚集体。

④抗体分布不均匀，建议孵育抗体时使用摇床。

问：为什么细胞提取液中没有检测到目的蛋白？

答：①细胞中不表达这种蛋白质，换一种细胞。

②抗体不能识别目标蛋白，多看看说明，是否有问题。

③可能是没有保持低温操作，样品保存不当，样品放置时间过长。

④细胞中的蛋白质被酶降解掉了，可加入蛋白酶抑制剂，抑制蛋白酶

活性。

问：目的带很弱，如何加强？

答：①加大抗原上样量，这是最主要的。

②将一抗稀释比例降低。

③延长曝光时间。

问：蛋白质分子量很小（10KD），请问怎么做 WB？

答：①选择孔径 0.22 μm 的 PVDF 膜或者 NC 膜，转膜时间缩短，另外可采用 Tricine-SDS-PAGE 体系。

②选择 PSQ 膜，同时缩短转移时间。可以将两张膜叠在一起，再转移。其他按步骤即可。

问：大分子量蛋白 200KD，在做 WB 时要注意什么？

答：①做 200KD 蛋白的 WB 时要注意，分离胶最好选择大于 7%的；剥胶时要小心。

②转移时间需要相应延长；要做分子量参照（否则出现杂带不知道如何分析）。

③转膜液中甲醇含量可适当降低，推荐使用湿装转膜效率更高。

问：如果上样量超载，要用什么方法来增加上样量？

答：可以浓缩样品，也可以根据目标分子量透析掉一部分小分子蛋白。一般地，超载 30%是不会有问题的。如果已经超了不少了，而且小分子量的也要，可以考虑加大胶的厚度，可以试试 1.5mm 的。

问：WB 中抗体工作溶液可以重复应用吗？

答：抗体工作溶液一般不主张储存反复使用，但是如果抗体比较珍贵，可反复使用 2 ～ 3 次。稀释后应在 2 ～ 3d 内使用，4℃保存，避免反复冻融。

问：上下槽缓冲液有何要求，怎样才能达到最佳效果？

答：无特殊要求。但一般是上槽放新鲜的缓冲液，下槽可以是重复使用过一两次的缓冲液。

问：免疫组化和 WB 可以用同一种抗体吗？

答：免疫组化时，抗体识别的是未经变性处理的抗原决定簇（又称表位），有些表位是线性的，而有的属于构象型；线性表位不受蛋白变性的影响，天然蛋白和煮后的蛋白都含有；构象型表位由于受蛋白空间结构限制，煮后变性会消失。如果所用的抗体识别的是蛋白上连续的几个氨基酸，也就是线性表位，那么这种抗体可同时用于免疫组化和 WB，而如果抗体识别构象形表位，则只能用于免疫组化。

第二节　聚合酶链反应技术

聚合酶链反应(Polymerase Chain Reaction, PCR)是20世纪80年代中期发展起来的体外核酸扩增技术。1987年Kary Mullis等完成了自动化操作装置,使PCR技术进入实用阶段, PCR技术作为一种方法学革命,大大推动了分子生物学各有关学科的研究,使其达到一个新的高度。PCR又称为无细胞克隆系统或特异性DNA序列体外引物定向酶促扩增法,是基因扩增技术的一次重大革新,它可将极微量的靶DNA特异地扩增上百万倍。PCR在DNA聚合酶催化下,以母链DNA为模板,以特定引物为延伸起点,通过变性、退火、延伸等步骤,体外复制出与母链模板DNA互补的子链DNA的过程,是一项DNA体外合成放大技术,能快速特异地在体外扩增任何目的DNA,可用于基因分离克隆、序列分析、基因表达调控、基因多态性研究等许多方面。

一、实验原理

PCR技术的基本原理类似于DNA的复制过程,其特异性依赖于与靶序列两端互补的寡核苷酸引物。一对合成DNA的引物经过高温变性、低温退火和中温延伸三个阶段,这三个阶段为一个循环,每一次循环使特异区段的基因拷贝数放大一倍,一般样品是经过30次循环,最终使基因放大了数百万倍;将扩增产物进行电泳,经溴化乙锭染色,在紫外灯照射下肉眼能见到扩增特异区段的DNA带。

二、实验方法

(一)实验试剂

实验所需试剂见表8-8。

表8-8　实验试剂

试剂名称	厂家
10×PCR Buffer	大连宝生物工程公司
dNTPs	大连宝生物工程公司

续表

TaKaRa Taq	大连宝生物工程公司
DNA Marker 2000	大连宝生物工程公司
基因组 DNA 纯化试剂盒	大连宝生物工程公司
Tris 饱和酚	大连宝生物工程公司
引物	大连宝生物工程公司

（二）实验设备

实验所需设备见表 8-9。

表 8-9　实验设备

设备名称	厂家
PCR 仪	Lifetech 公司
高速台式冷冻离心机	eppendorf 公司
超净工作台	苏净净化公司
生物安全柜	安徽航天公司
旋涡混合器	华利达公司
电泳仪	北京君怡东方公司
水平电泳槽	北京君怡东方公司

（三）试剂配置

1.0.5mol/L EDTA（pH8.0）

在 80mL 蒸馏水中加入 18.61g EDTA-Na_2H_2O，充分溶解后用 NaOH 调节 pH 为 8.0，加蒸馏水定容至 100mL，高压灭菌备用。

2.10×TBE 电泳缓冲液

分别称取 Tis 碱 54g，硼酸 27.5g，0.5mol/L EDTA（pH8.0）20mL，溶于 400mL 蒸馏水，充分颠倒混匀，定容到 500mL。

3.0.8×TBE 电泳缓冲液（工作液）

取 10×TBE 电泳缓冲液 80mL 加水 920mL 配制成 0.8×TBE 电泳缓冲液。

4. 碱性裂解液（200mmol/L KOH，50mmol/L DTT）

分别称取 0.225g KOH 和 0.154g DTT，加双蒸水定容到 20mL，充分混匀，4℃保存备用。

5. 中和液（900mmol/L Tris−HCl pH8.3）

在 40mL 蒸馏水中加入 5.586 3gTris 碱，充分溶解后用浓 HCl 调节 pH 至 8.3，加蒸馏水定容到 50mL，4℃保存备用。

6.0.25mol/L 蔗糖溶液

分别称取 8.557 5g 蔗糖和 0.060 5g Tris 碱，加水定容到 10mL，4℃保存备用。

（四）实验步骤

1. 样品

取 1μl 神经元混悬液样品，加入 200μl 双蒸水中，12 000r/min 离心 2min。弃去上层液体。再加入 1mL 0.25mol/L 蔗糖溶液充分吸打混匀。12 000r/min 离心 2 ~ 3min，弃去上层大部分液体，留约 100μl 液体混匀管底细胞。加入 100μl 碱性裂解液（500mmol/L KOH，125mmol/L DTT）充分混匀，水浴锅内 65℃裂解 15min。加入 100μl 中和液（900 mmol/L Tris.HCI，pH8.3）充分吸打混匀，12 000r/min 离心 1min，−20℃保存备用或立即 PCR 扩增。

2. 引物的设计及合成

引物于 NCBI 网站设计，并经过比对，由上海生工公司合成，具体序列见表 8−10。

表 8−10　引物序列

基因	序列
mBDNF	ATGTTCCACCAGGTGAGAAGA− 3’
MBDNF	Reverse：5’ − ccgaggatcc TCTTCCCCTTTTAATGGTCAG− 3’

3.PCR 扩增程序

PCR 扩增程序见表 8−11。

表 8-11　扩增体系

成分	体积
10 × PCR Buffer for KOD plus	5 μl
$MgSO_4$（25mM）	2 μl
dNTPs（2mM）	5μl
Forward primer（10 μM）	1μl
Reward primer（10 μM）	1μl
KOD plus DNA polymerase	1μl
Plasmid template（10pg ～ 200ng）	1μl
ddH_2O	34μl

在 PCR 仪上于 94℃～ 96℃预加热 3min，使模板 DNA 充分变性，然后进入扩增循环。每一个循环中，先于 94℃保持 30s，使模板变性，然后将温度降到复性温度，保持 30s，使引物与模板充分退火；在 72℃保持 1min（扩增 1kB 片段），使引物在模板上延伸，合成 DNA，完成一个循环。重复这样的循环 25 ～ 35 次，使扩增的 DNA 片段大量累积。最后，在 72℃保持 3min，使产物延伸完整，4℃保存。

4. 琼脂糖凝胶电泳检测

1）制备琼脂糖凝胶：准确称取 0.6g 琼脂糖融入 30mL 0.8 × TBE 中，放入微波炉中加热至完全融化，室温冷却至 50℃～ 60℃，倒入电泳槽内，插入梳子，室温放置 20min 以上，待凝胶凝固后拔出梳子。

2）样品制备：在 EP 管内加 1.2 μl 上样缓冲液和 5 μl PCR 产物，充分混匀，用 DNA Marker 作为分子量标准。

3）将凝胶浸入电泳缓冲液中，点样后接上电源，120V 电泳 20min。

4）用凝胶成像系统照相，分析结果。

三、实验结果

琼脂糖凝胶电泳检测显示，BDNF 基因有表达（图 8-2）。

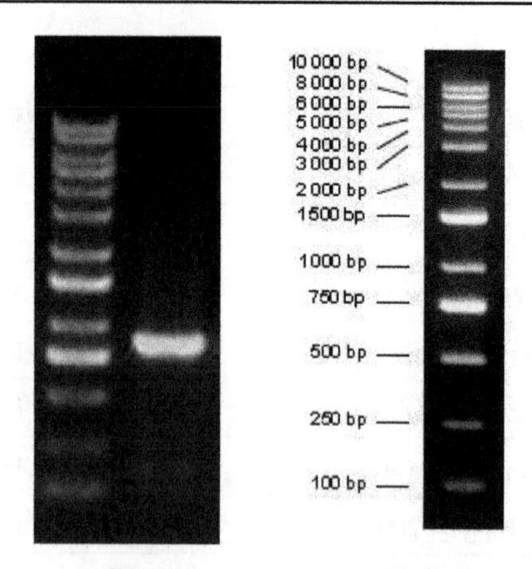

图 8-2　BDNF PCR 结果

四、经验体会及注意事项

PCR（基因扩增实验室）检测微量 DNA，容易因为污染而导致各种问题。因而进行 PCR 操作时，操作人员一定要严格遵守操作规程，最大限度地降低可能出现的 PCR 污染事故的发生。在实验过程中，尚需注意以下几点。

（一）PCR 实验室划分操作区

目前，对于普通 PCR 要求实验操作在三个不同的物理区域内进行，PCR 的前处理和后处理一定要设计在不同的隔离区内进行。

1）标本处理区，包括：扩增模板制备。

2）PCR 扩增区，包括：反应液的配制和 PCR 基因扩增。

3）产物分析区，包括：凝胶电泳分析、产物拍照及重组克隆制备。

4）各工作区要具有一定的隔离，操作器材要专用，而且要有一定方向性，如标本制备→ PCR 扩增→产物分析→产物处理。切记：产物分析区的产物及器材严禁拿到前后两个工作区，避免交叉污染。

（二）PCR 实验室试剂分装要求

PCR 扩增所需要的试剂均应在装有紫外灯的负压工作台或超净工作台进行配制和分装，所有的吸头和加样器都需固定放于其中，吸头不能用来吸取扩增后的 DNA 和其他来源 DNA。

1）PCR 用水应为高压的双蒸水。

2）引物和 dNTP 用高压的双蒸水在无 PCR 扩增产物区配制。

3）引物和 dNTP 应分装储存，分装时应标明分装时间，以备发生污染时及时查找原因和追溯污染源头。

（三）PCR 扩增重要标准

1.PCR 实验灵敏度

PCR 实验灵敏度是指 PCR 扩增反应能够检测到目的基因的最小值。研究结果表明，影响 PCR 扩增效率的因素有模板的完整性、反应温度、复杂程度、引物纯度及其与模板结合效率、DNA 聚合酶的热稳定性与扩增性能、反应缓冲液的离子组成（主要指阳离子）、反应优化剂等，这些因素都显著影响 PCR 实验检测灵敏度。在最佳扩增条件下，常规 PCR 反应能够检测到 pg（10 ～ 12g）数量级目的基因。对于一个特定的目的基因，模板与引物通常都是已经限定好的因素。因此，选择什么样的 PCR 反应体系（包括 DNA 聚合酶与反应缓冲液等）是研究者提高 PCR 实验灵敏度的关键因素。

2.PCR 实验特异性

PCR 实验特异性是指在 PCR 扩增过程中，专一性扩增目的片段而非其他片段的性能。在 PCR 实验本身的灵敏度很高，且实验条件未充分优化的情况下，通常会在目的片段出现同时伴随有其他杂带，即发生非特异性扩增现象。模板、引物性质及质量、反应条件控制等均会影响 PCR 扩增特异性。近年来的研究结果表明，缓冲液品质（如反应优化剂、离子种类与组成等）对保证 PCR 特异性扩增起着重要作用。

3.PCR 灵敏度和特异性关联

PCR 实验灵敏度与特异性是一对此长彼消特性，这也决定我们实验体系调节实际上就是需要找到适合实验灵敏度与特异性的平衡点。由于 PCR 体系中的成分众多，使得组合较多，筛选工作也就相对繁杂。

（四）PCR 实验操作注意事项

尽管 PCR 扩增序列的残留污染大部分是假阳性反应导致的，但样品间的交叉污染也是常见原因之一。因此，不仅在进行扩增反应时要谨慎对待，在样品的收集、抽提和扩增的所有环节都应谨慎操作，一般需做到以下几点：

1)戴一次性手套,若不小心溅上反应液,应立即更换手套。

2)避免反应液飞溅,若不小心溅到手套或桌面上,应立刻更换手套并用稀酸擦拭桌面。

3)使用一次性吸头,严禁与PCR产物分析室的吸头混用,吸头不要长时间暴露于空气中,避免空气中气溶胶的污染。

4)操作多份样品时,制备反应混合液,先将dNTP、缓冲液、引物和酶混合好,然后再分装,这样既可以减少操作次数,避免污染,又可以增加反应的精确度。

5)加入反应模板,加入后盖紧反应管。

6)操作时设立空白对照和阴阳性对照,既可验证PCR反应的可靠性,又可以协助判断扩增系统的可信性。

7)由于实际操作时加样器很容易受产物气溶胶或标本DNA的污染,所以操作者最好使用高压处理过的或可替换的加样器。假如没有这种特殊的加样器,至少在PCR操作过程中加样器应该专用,严禁交叉使用,尤其是PCR产物分析所用加样器不能拿到其他两个相邻区域使用。

8)重复实验,验证结果,慎下结论。

第三节　实时荧光定量PCR

实时荧光定量PCR技术(Realtime Quantitative PCR)于1996年由美国AppliedBiosystems公司推出。由于该技术不仅实现了PCR从定性到定量的飞跃,而且与常规PCR相比,具有特异性更强、能有效解决PCR污染问题、自动化程度高等特点,目前已得到广泛应用。该技术借助荧光信号来检测PCR产物,一方面提高了灵敏度,另一方面可以做到PCR每循环一次就收集一个数据,建立实时扩增曲线,准确地确定CT值,从而根据CT值确定起始DNA拷贝数,做到了真正意义上的DNA定量。这是DNA定量技术的一次飞跃。实时荧光定量PCR已广泛应用于生物学研究领域,在分子神经生物学中可根据需要解决不同的问题,协助诊断神经系统的疾病,在发现新基因、构建遗传图谱等方面也发挥重要作用。

一、实验原理

实时荧光定量PCR就是通过对PCR扩增反应中每一个循环产物荧

光信号的实时检测,从而实现对起始模板定量及定性的分析。其原理是指在 PCR 反应体系中加入荧光基团,利用荧光信号积累实时监测整个 PCR 进程,最后通过标准曲线对未知模板进行定量分析的方法。

实时荧光定量 PCR 技术最普遍应用的是荧光化学方法中水解探针的策略。PCR 扩增时,在加入一对引物的同时,加入一个特异性的荧光探针,该探针为一寡核苷酸,两端分别标记一个报告荧光基团和一个淬灭荧光基团,此时 5′ 端荧光基团吸收能后,将能量转移给邻近的 3′ 端荧光淬灭基团(发生荧光共振能量转移,FRET),因此探针完整时,检测不到该探针 5′ 端荧光基团发出的荧光。但在 PCR 扩增中,溶液中的模板变性后,低温退火时,引物与探针同时与模板结合。在引物的介导下,被扩增物沿模板向前延伸至探针结合处,发生链的置换,Taq 酶的 5′ –3′ 外切酶活性(此活性是双链特异性的,游离的单链探针不受影响)将探针 5′ 端连接的荧光基团从探针上切割下来,游离于反应体系中,从而脱离 3′ 端荧光淬灭基团的屏蔽,接受光刺激发出荧光信号,即每扩增一条 DNA 链,就有一个荧光分子形成,实现了荧光信号的累积与 PCR 产物形成完全同步。在 PCR 反应处于指数期的某点上来检测 PCR 产物的量,即可推断出模板最初的含量。为了便于对所检测样本进行比较,在实时荧光 qPCR 反应的指数期,首先需设定一定荧光信号的阈值,一般这个阈值是以 PCR 反应的前 15 个循环的荧光信号作为荧光本底信号,荧光阈值的缺省设置是 3 ~ 15 个循环的荧光信号的标准偏差的 10 倍。每个反应管内的荧光信号达到设定的阈值时,所经历的循环数即为 CT 值。研究表明,每个模板的 CT 值与该模板的起始拷贝数的对数存在线性关系,起始拷贝数越多,CT 值越小。利用已知起始拷贝数的标准品可作出标准曲线,因此只要获得未知样品的 CT 值,即可从标准曲线上计算出该样品的起始拷贝数。

根据最终得到的数据不同,定量 PCR 可以分为相对定量和绝对定量两种。典型的相对定量,如比较经过不同方式处理的两个样本中基因表达水平的高低变化,得到的结果是百分比;绝对定量则需要使用标准曲线确定样本中基因的拷贝数或浓度。根据所使用的技术不同,荧光定量 PCR 又可以分为 TaqMan 探针和 SYBR Green Ⅰ 荧光染料两种方法。比较而言,探针杂交技术在原理上更为严格,所得数据更为精确;荧光染料技术则成本更为低廉,实验设计更为简便。在选择实验方案时要根据实验目的和对数据精度的要求来决定。

二、实验方法

（一）实验试剂

实验所需试剂见表 8–12。

表 8–12 实验试剂

试剂名称	厂家
TRIzol Reagent	Life Invitrogen
氯仿	广州化学试剂厂
异丙醇	天津大茂化学试剂厂
无水乙醇	国药集团
DEPC 处理水	索莱宝 R1600–100
HiFi–MMLV cDNA Kit	康为世纪 CW0744
Taq SYBR Green qPCR Premix	NOVA EG15135R2
qPCR 引物合成	上海生工公司
RIPA 裂解液	碧云天公司
蛋白酶抑制剂	Roche 公司
磷酸酶抑制剂	Roche 公司
PMSF	碧云天公司

（二）实验设备

实时荧光定量 PCR 仪（Agilent Technologise Stratagene Mx3005p）。

（三）实验步骤

取对数生长期的 BV2 细胞接种于 6 孔板内，待细胞贴壁培养 24h 后收集细胞。

1.RNA 提取

1）培养 24h 后，吸走原培养液，用 PBS 漂洗 2 次，每孔加入 1mL TRIzol，稍加吹打，室温静置 5min，使细胞充分被裂解。

2）把细胞裂解液吸到无 RNA 酶的 1.5mL EP 管中，加入 0.2mL 氯仿，盖紧管盖，剧烈涡旋振荡 30s，室温放置 3 ～ 5min。

3）4℃ 12 000g，离心 15min，可清晰看到细胞裂解液分为 3 层。

4）吸取上层透明水相至另一干净无 RNA 酶的 EP 管中，加入 0.5mL 的异丙醇，上下颠倒充分混匀，室温放置 10min。

5）4℃ 12 000g，离心 10min，可在管底看到一白色沉淀即为 RNA。

6）弃上清，加入 1mL 的 75%无水乙醇（DEPC 水稀释）洗涤沉淀，4℃ 7500g，离心 5min。

7）弃上清，再次瞬时离心后，用小枪头吸进管底液体，室温干燥 5～10min，加入 20 μl DEPC 水于 56℃水浴锅孵育 10min，溶解 RNA 沉淀。

8）取 2 μl RNA 用于超微量核酸蛋白测定仪检测 RNA 浓度，剩余 RNA -80℃保存备用。

2. 逆转录合成 cDNA 第一链

cDNA 第一链合成步骤按照康为试剂盒（CW0744）说明书操作，具体反应体系及条件如下。

（1）反应体系

成分	体积（20μl 反应体系）
dNTP Mix，2.5 mM Each	4 μl
Primer Mix	2 μl
RNA Template	2 μg/RNA 浓度 μl
5 × RT Buffer	4 μl
DTT，0.1M	2 μl
HiFi-MMLV，200 M/ μL	1 μl
RNase-Free Water	up to 20 μl

（2）反应条件

涡旋振荡混匀，短暂离心，使管壁上的溶液收集到管底，PCR 仪中反应 42℃ 40min，85℃ 5min。反应结束后，短暂离心，分装，-20℃保存备用。

3.qPCR 扩增目的基因

（1）引物设计与合成

引物于 NCBI 网站设计，并经过比对，由上海生工公司合成，具体序列如下：

基因	序列
TNF- α	Forward：5'-CACCACGCTCTTCTGTCTAC- 3'
	Reverse：5'-TTGTCTTTGAGATCCATGCCGT- 3'
GAPDH	Forward：5'- GGGTCCCAGCTTAGGTTCAT- 3'
	Reverse：5'- TACGGCCAAATCCGTTCACA- 3'

（2）qPCR 反应体系

成分	体积（25 μl 反应体系）
SYBR Green qPCR PreMix	12.5μl
正向引物	0.5μl
反向引物	0.5μl
模板 cDNA	2μl
ROX Reference Dye Ⅱ	0.5μl
ddH_2O	9.25μl

（3）qPCR 反应条件

预变性	94℃	3min	
变性	94℃	10s	
退火	60℃	15s	40cycles
延伸	72℃	30s	
溶解曲线	94℃	30s	
	60℃	15s	
	94℃	30s	

（4）确定基因表达的差异和变化

反应结束后根据条件设置参数，以 GAPDH 为内参基因来确定各组间目的基因表达的差异和变化。

三、实验结果

qPCR 结果显示细胞内 TNF-α mRNA 的表达水平的变化与干预因素有关系（图 8-3）。

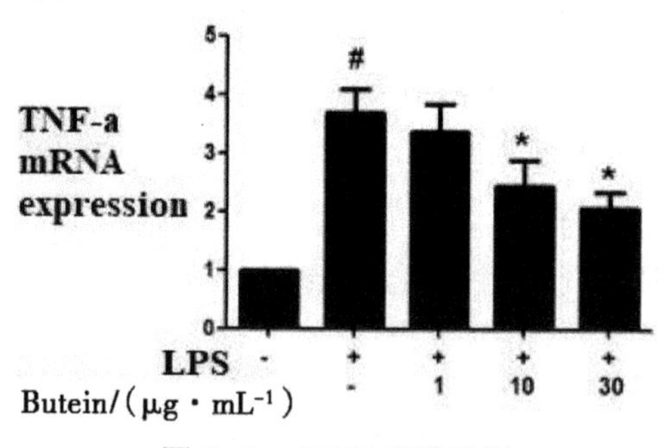

图 8-3 qPCR 实验结果

四、经验体会及注意事项

实时荧光定量 PCR 实验获得高纯度、降解程度低的 RNA，对于其后的反转、定量结果，自然是非常重要的。RNA 发生降解，会影响 qPCR 的 CT 值，导致定量数据的重复性差。即使使用内参基因校正，依旧会造成定量结果出现误差，不能精确反映样本间的基因表达量的差异。但是当降解不严重时，还是可以用于基因的定性分析。故此，作为模板的 RNA，它的完整性对于做好 qPCR 实验很有意义。在实验过程中，尚需注意以下几点。

（一）操作前准备

1）每天早上到实验室后，先把超净工作台的紫外线灯打开 15 ～ 20min。

2）在超净台前做实验，需佩戴干净的橡胶手套 / 一次性薄膜手套，RNA 抽提需戴口罩。

3）取 EP 管 / 枪头时需用镊子，不可以用使用过的手套直接取用。取完 EP 管 / 枪头后，袋子及时封好。

4）橡胶手套须放入超净台照射紫外线，实验操作过程中不得带出超净台，移液器在一天工作结束后调至最大量程，并用 75% 乙醇清洁移液器、枪头盒及超净台面。

5）实验进行过程中或观看实验时，没有戴口罩不要在超净台前讲话。

6）定量 PCR 仪的开关机顺序是怎样的？

按照正确的开关机顺序操作，有助于延长仪器的使用寿命，减少仪器出故障的频率。

开机顺序：先开电脑，待电脑完全启动后再开启定量 PCR 仪主机，等主机面板上的绿灯亮后即可打开定量 PCR 的收集软件，进行实验。

关机顺序：确认实验已经结束后，首先关闭信号收集软件，然后关掉定量 PCR 仪主机的电源，最后关闭电脑。

（二）引物设计注意事项

1）长度：15 ～ 30bp。

2）G+C 含量：应在 40%～ 60%。

3）碱基分布的随机性。

4）引物最好不要含有自身互补序列，否则会形成发夹二级结构。

5）两个引物之间不应有多于 4 个的互补或同源碱基，不然会形成引物二聚体，尤其应避免 3′ 端的互补重叠。

6）上下游引物的互补性：一个引物的 3′ 末端序列不允许结合到另一个引物的任何位点上。

7）如果可行，每个引物的 3′ 末端碱基应为 G 或 C。

8）设计 RT-PCR 的引物时，上下游引物要跨内含子，以消除基因组 DNA 的干扰。

9）引物设计好后在 NCBI 上进行序列比对，检查是否可能有错配产物扩增。

10）引物设计要注意种属。

（三）实时荧光定量 PCR 实验中常见问题

1）为什么终点定量不准确？

我们都知道理论上 PCR 是一个指数增长的过程，但是实际的 PCR 扩增曲线并不是标准的指数曲线，而是 S 形曲线。这是因为随着 PCR 循环的增多，扩增规模迅速增大，Taq 酶、dNTP、引物，甚至 DNA 模板等各种 PCR 要素逐渐不符合需求，PCR 的效率越来越低，产物增长的速度逐渐减缓。当所有的 Taq 酶都被饱和以后，PCR 就进入了平台期。由于各种环境因素的相互作用，不同的 PCR 反应体系进入平台期的时机和平台期的高低都有很大变化，难以精确控制。所以，即使是重复实验，各种条件基本一致，最后得到的 DNA 拷贝数也是完全不一样的，波动很大。

2）无 CT 值出现的原因。

①检测荧光信号的步骤有误：一般 SG 法采用 72℃延伸时采集，Taqman 法则一般在退火结束时或延伸结束时采集信号。

②引物或探针降解：可通过 PAGE 电泳检测其完整性。

③模板量不足：对未知浓度的样品应从系列稀释样本的最高浓度做起。

④模板降解：避免样品制备中杂质的引入及反复冻融。

3）CT 值出现过晚（CT ＞ 38）的原因。

①扩增效率低：反应条件不够优化。设计更好的引物或探针；改用三步法进行反应；适当降低退火温度；增加镁离子浓度等。

② PCR 各种反应成分的降解或加样量的不足。

③ PCR 产物太长：一般采用 80 ～ 150bp 的产物长度。

4）标准曲线线性关系不佳的原因。

①加样存在误差：使得标准品不呈梯度。

②标准品出现降解：应避免标准品反复冻融，或重新制备并稀释标准品。

③引物或探针不佳：重新设计更好的引物和探针。

④模板中存在抑制物，或模板浓度过高。

5）负对照有信号的原因。

①引物设计不够优化：应避免引物二聚体和发夹结构的出现。

②引物浓度不佳：适当降低引物的浓度，并注意上下游引物的浓度配比。

③镁离子浓度过高：适当降低镁离子浓度，或选择更合适的最小试剂盒。

④模板有基因组的污染：RNA 提取过程中避免基因组 DNA 的引入，或通过引物设计避免非特异扩增。

6）溶解曲线不止一个主峰的原因。

①引物设计不够优化：应避免引物二聚体和发夹结构的出现。

②引物浓度不佳：适当降低引物的浓度，并注意上下游引物的浓度配比。

③镁离子浓度过高：适当降低镁离子浓度，或选择更合适的最小试剂盒。

④模板有基因组的污染：RNA 提取过程中避免基因组 DNA 的引入，或通过引物设计避免非特异扩增。

7）扩增效率低的原因。

①反应试剂中部分成分特别是荧光染料降解。

②反应条件不够优化：可适当降低退火温度或改为三步扩增法。

③反应体系中有 PCR 反应抑制物：一般是加入模板时引入的，应先把模板适度稀释，再加入反应体系中，减少抑制物的影响。

8）同一试剂在不同仪器上产生不同的曲线，如何判断？

判断标准：扩增效率、灵敏度、特异性。如果扩增效率在 90%～110%，都是特异性扩增，都可以把数据用于分析。

9）扩增曲线的异常（如 S 形曲线）。

①参比染料设定不正确（MasterMix 不加参比染料时，选 NONE）。

②模板的浓度太高或者降解。

10）哪些种类的反应管和盖子适合定量 PCR 实验使用？有何需要注意的地方？

定量 PCR 实验可以使用以下耗材：96 孔光学反应板配合光学膜，0.2mL

光学八联反应管配合光学膜,0.2mL 光学八联反应管配合平盖的光学八联管盖。

11)为什么要定期对电脑进行磁盘碎片整理? 怎样整理?

当运行实时定量 PCR 仪及使用软件分析实验结果时,计算机会删除并创建若干文件,计算机硬盘的空闲空间会被分割成越来越多的小块。当硬盘驱动器上文件以分解的碎片存储时,程序需要更长的时间才能存取文件,因为必须多次寻找文件碎片以存取不同的片段。碎片整理实用程序将一个文件分解开的多个碎片合并在一起,并存储到硬盘的同一个位置,从而清除文件碎片,进而优化系统性能。

碎片整理的方法如下:

①在 Windows 桌面上,选择开始(Start),我的电脑(My Computer)。

②在(我的电脑)窗口中,用鼠标右键单击硬盘驱动器,并选择(属性)Property。

③在(属性)对话框中选择工具(Tools)选项卡,单击开始整理(Defragment Now)。

④单击碎片整理(Defragment)。

⑤当显示"碎片整理完毕"对话框时,单击确定。

⑥在"本地磁盘属性"对话框中,单击确定。

⑦为计算机中剩余的驱动器重复如上步骤。

12)何时执行 Windows Service Pack 更新?

不要执行该操作,除非美国应用生物系统公司代表通知您更新操作系统,否则请不要更新控制定量 PCR 仪的计算机的操作系统。新版本的 Microsoft Windows 操作系统有可能与 SDS 软件存在冲突,并导致仪器不能正常运行。如果您希望安装 Service Pack(更新包)以更新操作系统,应查看随 SDS 软件提供的版本说明,避免兼容性问题。

13)应该备份哪些数据?

应该定期备份实验数据,备份频率推荐每周一次,用光盘刻录。同时也应该备份定量 PCR 仪的各种纯荧光光谱校正文件、背景文件和安装验证实验数据,这些文件所在的目录是 C:\Appliedbiosystems\SDS Document。

14)怎样的实验室环境才能保证仪器设备正常运行?

良好的实验室环境有助于延长仪器的使用寿命,减少仪器出故障的频率。应做到以下几个方面:

①电源:配备合适的 UPS 或稳压器。

②通风:仪器的通风应该没有阻挡。

③温度：实验室配备空调，温度应该控制在 10℃～30℃。

④湿度：20%～80%；对于潮湿的省份，实验室配备除湿机。

⑤空间：易于操作，安全。

15）怎样判断定量 PCR 仪的样本加热块是否被污染？怎样清除污染？

一种办法是运行背景校正反应板，当一个或多个反应孔连续显示出不正常的高信号，则表明该孔可能被污染。

另一种办法是在不放任何物品到样本块上的前提下，执行 ROI 的校正，当某个孔的信号明显高出其他孔时，则表明该孔被污染。

清除样本加热块污染的步骤如下：

用移液器吸取少量乙醇并滴入每个污染的反应孔中

↓

吹打数次

↓

将废液吸入废液杯中

↓

重复以上步骤：乙醇三次，去离子水三次

↓

确认反应孔中的残留液体蒸发完

16）什么是背景校正？多长时间执行一次背景校正？

背景校正程序测量定量 PCR 仪所使用的反应管和水的空白荧光强度。在运行校正程序期间，定量 PCR 仪在 10min 内连续读取背景校正板的荧光强度，信号收集的温度为 60℃。随后，SDS 软件计算所收集到的荧光强度的平均值，提取结果并保存到校正文件中。软件在今后的分析中将自动调用此校正文件，从实验数据中扣除背景信号。

因为背景荧光的信号强度随着许多外界因素（比如外来的污染、反应板 / 反应管的生产厂商不同、水的纯度等）而变化，所以推荐定期进行背景校正，一般每三个月到半年校正一次。

17）什么是纯荧光校正？多长时间校正一次？

纯荧光校正是测定各种纯荧光染料标准品的波长和信号强度，通俗地说是让仪器“认识”各种荧光染料。软件收集并储存各种纯荧光染料标准品的荧光信息。以后每次定量实验运行过程中，SDS 软件收集样品的原始光谱信号，并将此原始光谱与纯荧光文件中的数据进行比较，精确扣除不同染料的信号重叠部分，从而确定样品中的荧光染料种类和信号强度。

推荐每半年进行一次纯荧光校正。在运行光谱校正之前，请先进行背景校正和 ROI 校正。

18）96 孔板怎样封膜？

当使用 96 孔板做实验的时候，推荐使用光学膜代替盖子来密封反应孔。正确的封膜方法是：先沿着 96 孔板纵向压膜，然后横向压膜，最后沿着板的边缘按压使之密封。

19）使用单管或 8 连管做实验时，在样品加热块上应该怎样安排放置？

使用单管或 8 连管做实验，并且样本数量不多时，建议在样品加热块（TRAY）上对称地安放样品，最好是纵向放置，并且优先放在第 6 列或第 7 列，然后逐渐向两边放置。这样做的好处是热盖压下来的时候不至于发生倾斜，各个反应管的受力和受热都比较均匀，提高孔与孔之间的数据精密性。

20）绝对定量与相对定量有什么区别？

绝对定量的目的是测定目的基因在样本中的分子数目，即通常所说的拷贝数。相对定量的目的是测定目的基因在两个或多个样本中的含量的相对比例，而不需要知道它们在每个样本中的拷贝数。

举例来说，如果研究项目中包括处理过的和未经处理的对照样本，通常可以将未经处理的样本指定为基准，规定其目的基因浓度为 100%，将经处理的样本的定量结果除以对照样品的定量结果，就可以计算各个处理样本的基因含量相对于未处理样品的百分比。

绝对定量实验必须使用已知拷贝数的绝对标准品，必须做标准曲线。相对定量可以做标准曲线，也可以不做标准曲线。

相对定量实验有两种方法：标准曲线法和 CT 值比较法。如果使用标准曲线法，可以使用绝对标准品，也可以使用相对标准品，而且相对标准品在实验操作上更为简便易行。相对标准品是只知道样品中 DNA 或 RNA 的稀释比例，而不需要知道其分子数目的标准品，典型的做法是将一个已知 pg 数的样品做一系列梯度稀释。

CT 值比较法是利用 CT 值与起始 DNA 浓度的对数成反比的数学关系，来计算不同样本之间的相对百分比。

绝对定量的数据易于理解，但是绝对标准品的制备和测定其 DNA 含量比较困难。有许多商业性的标准品试剂盒供选购，可以解决这种困难。

相对定量的标准品容易在实验室里制备，但是数据处理比较麻烦，对实验数据的解释有一定难度。

21）定量 PCR 基因表达的实验数据应该如何处理？

总的来说，有三个层次的校正是必须要做的。

第一，参比信号校正。试剂中必须包含固定浓度的 ROX，这样由于反应总体积的差异、所在孔的位置不同、试管壁的厚度差异、管盖透光性能的差异等所引起的荧光信号波动都能够被扣除，使数据真正反映 PCR 进程。ROX 校正能够极大地改进定量的精确度，提高重复管之间的数据重现性。

第二，内对照校正。实验中加入样品基本上都是以体积为单位的，但是同样体积的不同样品很可能来自不同数目的细胞，所以将实验结果校正到每个细胞的含量是必要的。方法是在定量目的基因（如 IL-2）的同时定量一个内对照基因（如 18S RNA 基因），然后 IL-2/18S。内对照校正使不同样品的实验数据可以相互比较。

第三，计算相对于基准样品的相对基因含量。比如研究处理和未处理的、0h 和 6h 的、正常和患病的之间的基因表达的差别，则需要计算处理 / 未处理、6h/0h、患病 / 正常。

22）标准曲线法相对定量的数据应该怎么处理？

假设实验的目标是研究药物处理后 0h、24h、48h IL-2 基因在某种组织中的表达量的变化，所用的内对照是 18S RNA 基因。IL-2 和 18S RNA 的测定结果都是总 RNA 的 pg 数。

23）什么是 CT 值比较法？数据怎样处理？

CT 值与起始 DNA 浓度的对数成反比，如果不同管之间的 PCR 反应效率相同，那么这些 PCR 的反应效率接近 100%。假设实验的目标是研究药物处理后 0h、24h、48h IL-2 基因在某种组织中的表达量的变化，所用内对照是 18S RNA 基因。IL-2 和 18S RNA 的测定结果都是 CT 值，而没有通过标准曲线测定总 RNA 的 pg 数。

24）每个反应管中可以加入多少种探针？

每个反应管中可以加入的探针数目，取决于仪器、软件、试剂和实验设计等几个方面。

第一是仪器的硬件构成和软件的解析能力。在软件解析能力足够的前提下，全波长检测的定量 PCR 仪，如激光管 -CCD 类型对于探针的数量实际上是没有限制的。如果信号的采集要通过滤色片，那么探针的数量取决于滤色片的数目，增加探针需要增加或改变滤色片。改动仪器的结构通常很困难。以 AB 公司的仪器为例，7900 和 7700 是激光 - 全波长检测的，7000、7300 是 4 色滤色片的，7500 是 5 色滤色片的。

第二是化学上的可能性。不同的荧光基团要组合到一起，在同一反应管内使用，其激发波长必须既相对靠近又不能靠得太近，既保证信号激发的效率又保证信号不重叠干扰，能够区分清楚。现已发现的荧光基团种类有限，满足这样条件的分子组合更少。目前的最佳组合只能达到每组 4 ~ 5 种荧光的水平。

第三是实验方案的设计和选用的探针类型。定量 PCR 实验必须使用 ROX 校正荧光，占用一种荧光；TaqMan 探针的淬灭基团（TAMRA）也要占用一种荧光，对于 4 色检测的仪器来说，只剩下 2 种荧光可以标记探针，对于 5 色检测的仪器还有 3 种荧光可以使用。如果将探针改用 TaqMan MGB 探针，由于它的淬灭基团是不发荧光的，比之 TaqMan 探针就可以多 1 种荧光用于标记探针。如果实验要求不高，不做 ROX 校正（AB 公司不推荐这样做），还可以再多一种荧光用于标记探针。

第四是研究应用本身的要求。如果研究 SNP 和基因突变，因为绝大多数人类基因是 2 态的，只存在两种等位基因，2 条探针已经足够。如果研究基因表达，通常是两两比较居多，比如处理比未处理，正常比异常等，加上一个内对照，3 色也就足够了。

第五是成本控制方面的要求。多重定量的目的是提高数据精确度，节省反应成本。同时测定的基因越多，成本也越低。但是加入 4 ～ 5 种探针，就要同时加入 8 ～ 10 条引物。在引物设计的时候要考虑到尽量减少这些引物之间的竞争和抑制等多种干扰，平衡各对引物之间的 PCR 效率。虽然这是可以做到的，但是要花费大量时间、人力和物力来筛选最佳引物组合、优化反应条件。如果实验规模不大，在总体上可能反而不合算。

在实际应用中，不是单纯追求加入的探针越多越好，而是追求总体效益的最优化。比较切合实际的是 2 ~ 3 重反应，引物和探针的设计不太困难，反应条件的优化也不太麻烦，同时降低了成本。

25）等位基因鉴定实验（比如 SNP 分型）是定性的研究，是否可以不进行 ROX 荧光校正？

不行，等位基因鉴定实验也要进行 ROX 荧光归一，以保证实验结果的精密可靠。

由于试剂加样操作的误差、离心管热量传递的误差、离心管盖透光性能的误差等偶然因素是不可避免的，必然导致荧光激发效率的差异，因此仪器收集到的原始信号必须进行归一化校正，相互之间才可以比较并保证重现性。

这种校正是通过在反应缓冲液中添加 ROX 校正荧光来实现的。ROX 在反应缓冲液中的浓度是固定的，因此其信号的高低变化只与上述物理方面变化的总体效应有关。将报告荧光的信号除以 ROX 荧光的信号，就能够消除所有这些物理因素所引起的数据波动。

26）内标法和外标法哪种数据更精密？

内标法和外标法同样可靠。内标的优点在于目标基因与管家基因的反应条件最接近一致，缺点在于目标基因与管家基因的引物和探针相互之间会发生竞争与抑制，导致它们的 PCR 效率有差异。外标的优点在于目标基因与管家基因的引物和探针之间没有发生竞争与抑制的机会，但是不同管之间的反应条件差异比同管的要大，也会导致它们的 PCR 效率有差异。两相比较，内标法与外标法的数据精确度是一样的。

参考文献

[1] 吕国蔚 .2011. 神经生物学实验原理与技术 [M]. 北京：科学出版社，290–296.

[2]Volkova O, Guselnikov S, Mechetina L, et al. 2014. Development and characterization of domain–specific monoclonal antibodies produced against human SLAMF9[J]. Monoclon Antib Immunodiagn Immunother. 33（4）: 209–214.

[3]Rivera–Torres J. 2015. Analysis of Gene and Protein Expression in Atherosclerotic Mouse Aorta by Western Blot and Quantitative Real–Time PCR[J]. Methods Mol Biol.1339：309–322.

[4]Gómez–Sánchez R, Pizarro–Estrella E, Yakhine–Diop S M, et al. 2015. Routine Western blot to check autophagic flux： cautions and recommendations[J].Anal Biochem. 477：13–20.

[5]Cai Y, Wang W, Liang H, et al. 2013. Keratinocyte growth factor pretreatment prevents radiation–induced intestinal damage in a mousemodel[J]. Scand J Gastroenterol. 48（4）: 419–426.

[6]Gilda J E, Ghosh R, Cheah J X, et al. 2015. Western Blotting Inaccuracies with Unverified Antibodies： Need for a Western Blotting Minimal Reporting Standard（WBMRS）[J]. PLos One. 10（8）: e0135392.

[7]González–Mariscal L, Garay E, Quirós M. 2011.Identification of claudins by western blot and immunofluorescence in different cell lines and

tissues[J]. Methods Mol Biol. 762: 213-231.

[8]Von Ziegler L M, Saab B J, Mansuy I M. 2013. A simple and fast method for tissue cryohomogenization enabling multifarious molecular extraction[J]. J Neurosci Methods. 216 (2): 137-141.

[9]Wei X, Xiangwei F, Guangbin Z, et al. 2013. Cytokeratin distribution and expression during the maturation of mouse germinal vesicle oocytes after vitrification[J]. Cryobiology. 66 (3): 261-266.

[10]Kai M. 2014. Rapid detection of mutations related to Mycobacterium leprae drug resistance by using Hp-rPCR (hairpin primer- real time PCR) method[J]. Nihon Hansenbyo Gakkai Zasshi. 83 (1): 6-13.

[11]Malou N, Tran T N, Nappez C, et al. 2012. Immuno-PCR-a new tool for paleomicrobiology: the plague paradigm[J]. PLos One.7 (2): e31744.

[12]Cradic K W, Murphy S J, Drucker T M, et al. 2014. A simple method for gene phasing using mate pair sequencing[J]. BMC Med Genet. 15: 19.

[13]Gentili V, Gianesini S, Balboni P G, et al. 2012.Panbacterial real-time PCR to evaluate bacterial burden in chronic wounds treated with Cutimed ™ Sorbact ™ [J]. Eur J Clin Microbiol Infect Dis. 31 (7): 1523-1529.

[14]Wu Y C, Chang I C, Wang C L, et al. 2013. Comparison of IHC, FISH and RT-PCR methods for detection of ALK rearrangements in 312 non-small cell lung cancer patients in Taiwan[J]. PLos One. 8 (8): e70839.

[15]Stefanou D T, Episkopou H, Kyrtopoulos S A, et al. 2012. Development and validation of a PCR-based assay for the selection of patients more likely to benefit from therapeutic treatment with alkylating drugs[J]. Br J Clin Pharmacol. 74 (5): 842-853.

[16]Manage D P, Lauzon J, Atrazhev A, et al. 2012. A miniaturized and integrated gel post platform for multiparameter PCR detection of herpes simplex viruses from raw genital swabs[J]. Lab Chip. 12 (9): 1664-1671.

[17]Crkvenac-Gornik K, Grubić Z, Stingl K, et al. 2007. Rapid prenatal diagnosis of numerical aberrations of chromosome 21 and 18 by PCR-STR method[J]. Coll Antropol. 31 (3): 859-862.

[18]Morlan J, Baker J, Sinicropi D. 2009. Mutation detection by real-time PCR: a simple, robust and highly selective method[J]. PLos One.4 (2): e4584.

[19]Tuononen K, Sarhadi V K, Wirtanen A, et al. 2013. Targeted resequencing reveals ALK fusions in non-small cell lung carcinomas detected by FISH, immunohistochemistry, and real-time RT-PCR: a comparison of four methods[J]. Biomed Res Int. 2013（4）: 757490.

第九章　动物神经行为学实验技术

动物行为学是指在科学和客观研究的自然条件下，观察动物行为，研究对象包括动物的沟通行为、学习行为、社交行为、情绪表达、繁殖行为等，是现代神经科学研究的重要手段之一。动物行为学、神经科学和心理学等生命科学的多个分支学科相互交叉渗透，经过神经科学、生理学、心理学等科学家对动物行为学 100 多年的研究，已制备出大量的动物行为学实验模型，以及新的针对神经疾病的行为学实验。

动物行为学实验是神经科学常用的研究方法和手段之一，在各类神经系统性疾病（如阿尔茨海默病、帕金森病）的机制研究中发挥了重要作用。尽管不同动物种属和动物模型所反映的脑功能异常与人类有很大差异，不能反映人类疾病的全貌，但是各领域的研究者正在试图构建不同疾病的动物模型，利用它们找到动物与人类正常或异常行为的共同点，进而解释人类高级脑功能和疾病发生发展的机制，加深对疾病病理生理学机制的理解。除了对机制的研究，动物行为学实验同时也可为新药开发的临床疗效提供依据。

在神经行为学实验中，常使用大鼠、小鼠作为动物模型。大鼠有体积小、清洁度高、相对便宜、易于抓取、固定、生殖周期短（21d）等特点，这些特点都决定了这种动物适用于行为学实验，能满足实验对大样本量的需求。此外，大鼠相对较短的 21d 的生殖周期和约 3 年的生命期为研究发育和老龄化提供了很好的模型，大鼠已广泛应用于高级神经活动的研究。它具有行为情绪的变化、行为表现多样、情绪敏感等特征。但也存在明显的缺点：啮齿类动物的行为与人类相比更原始，比较难将其与人类的行为进行比对；在训练过程中难以建立有效的刺激，目前常用的刺激手段包括厌恶性电刺激或者食物剥夺等，而这些刺激对人类研究来说都是很难被接受的。

小鼠具有成熟早、繁殖能力强、体形小、易于饲养管理、性情温顺等特点。小鼠基因组的知识及其众多的种系决定了小鼠是理想的用于行为学研究的对象,可以通过敲入或敲除某种特定基因观察对小鼠行为的影响。绝大多数传统的应用于大鼠的实验设计也可应用于小鼠,小鼠常用于各类迷宫或简单的行为测定。但也存在明显的缺点:小鼠对环境的适应性差,对疾病的抵抗力也差,因而遇到传染病时往往会发生成群死亡。

第一节　学习记忆行为的迷宫检测

一、Morris 水迷宫

(一)实验原理

很多神经系统疾病均能导致患者空间学习记忆能力的损伤。自1981年Morris报道了大鼠水迷宫模型研究空间学习记忆以来,Morris水迷宫(Morris Water Maze)已经广泛应用于研究空间学习记忆机制,是首选的动物神经行为学检测项目之一,广泛应用于药物研发、心理学、神经科学和毒理学等多个领域。其基本原理是利用啮齿类动物天性怕水而又善于游泳的特性,连续训练多日后,使其学会找到水池内位于水下的隐蔽平台,形成稳定的空间位置认知,从而进行相关的中枢神经系统功能的研究。

(二)实验方法

1. 实验动物

Morris 水迷宫通常使用大鼠或小鼠作为动物模型。

2. 实验设备

迷宫为圆形水池(直径1.0～2.0m、高度50cm),逃逸平台(直径10cm、高度22cm),图像自动采集和处理系统(摄像机、录像机、显示器和分析软件),大鼠通常应用1.5～2.0m直径的水池,而小鼠则通常用1.0～1.5m直径的水池(图9-1)。

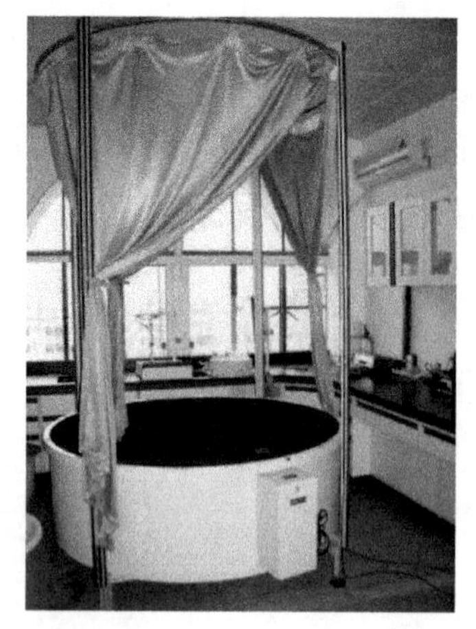
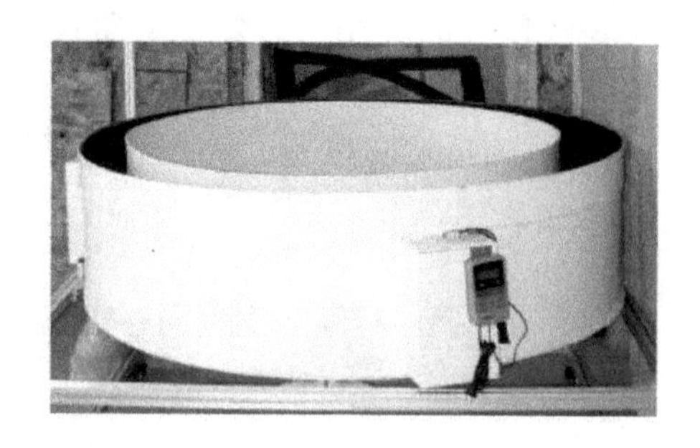

图 9-1 Morris 水迷宫设备

3. 实验步骤

（1）实验前准备

将水池分为四个象限，分别用 E（East）、S（South）、W（West）和 N（North）代表四个象限。任选其中一个象限正中放置逃逸平台，水内撒入奶粉或墨汁混匀直至动物看不到逃逸平台为止，实验期间水温均保持在 21±2℃，实验前标记动物。实验期间，室内环境保持不变。Morris 水迷宫实验由定位航行实验（也称为隐藏平台实验）和空间探索实验两部分组成。

（2）学习实验（Learning Test）

在水迷宫定位航行实验前，需要进行参照学习实验，检测不同组动物游泳能力和视觉状态的差异，将平台升出水面 1.5 ～ 2cm；动物面对水池壁从任一随机象限入水，寻找平台，找到平台后在平台上休息 60s。如果未找到平台，就引导动物找到平台，同样在平台上休息 60s。依次用同样实验方法立即开始下一次测试，测量找到平台所需要的时间。

（3）定位航行实验（Navigation Test）

平台降至水面下 1.5 ～ 2cm，以动物看不到水下平台为准。将动物随机地头朝池壁按东、西、南、北 4 个入水点轻轻放入水池中，每次试验中每只动物最多游泳 60 ～ 90s，让其找到水中隐藏的平台，记录动物自入水至找到平台并四肢爬上平台所需的时间，作为逃避潜伏期，大鼠爬上平台后，让其停留 30 ～ 60s；若入水后给定时间内未能找到平台或未能爬上平台，则时间记录为 60 ～ 90s，并且将其人为引导于平台上 30 ～ 60s；然后从平台上取下休息 30s，再进行下一次训练。按此方法每只动物每天训练 4 次,连续训练 4 ～ 6d。

（4）空间探索实验（Probe Test）

最后一次定位航行实验 24h 后,撤除平台。将动物从任一随机象限放入水中,追踪其运动轨迹 60 ～ 120s 不等,选择动物原平台象限滞留时间百分比、经过平台次数、第一次经过平台时间、有效区域运动时间及进入次数、游泳总路程以及游泳平均速度等作为评价指标,用来评价动物空间记忆能力的保持情况。

（5）统计学处理

对于定位航行实验,将每只动物每天 4 次检测时找到平台所需时间和游泳距离取均值,使用 SPSS 软件,数据采用 Two-Repeated ANOVA 分析;对于空间探索实验,将每次动物 2 次测试成绩分别取均值,不同动物组间采用 One-Way ANONA 分析;对于参照学习实验,将每只动物的 4 次检测成绩取均值,组间采用 One-Way ANOVA 分析。

二、八臂迷宫

（一）实验原理

八臂迷宫（Radial Arm Maze）也称为放射臂迷宫,也是一种常用的检测动物学习记忆能力的方法之一,由 Olton 和 Samuelson 于 1976 年首次建立。八臂迷宫的实验原理是动物利用房间内远侧线索所提供的信息,可以有效地确定放置食物的臂所在部位,八臂迷宫可以用于动物空间参照记忆和工作记忆的研究。在动物饥饿状态下,连续训练多日,其可凭记忆快速选择出正确放置食物的臂从而获得食物,广泛用于检测给药或研究动物学习记忆功能的变化情况。

（二）实验方法

1. 实验动物

八臂迷宫通常使用大鼠或小鼠作为动物模型。

2. 实验设备

中央平台,八条放射状臂（长 425mm × 宽 100mm × 高 225mm）,每条臂末端有喂食槽（直径 25mm、深度 18mm）,数字摄像头,分析软件（图 9-2）。

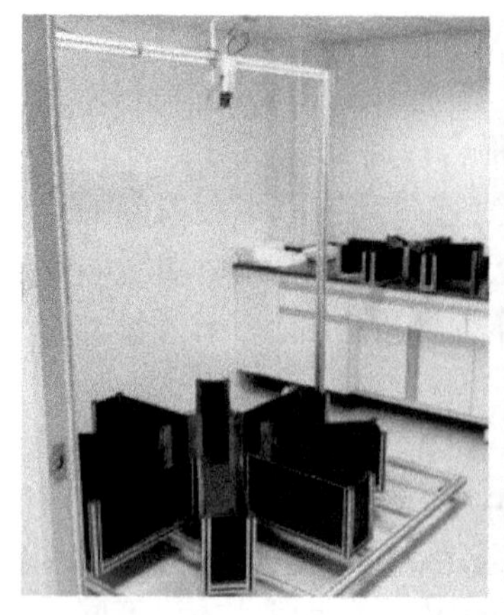
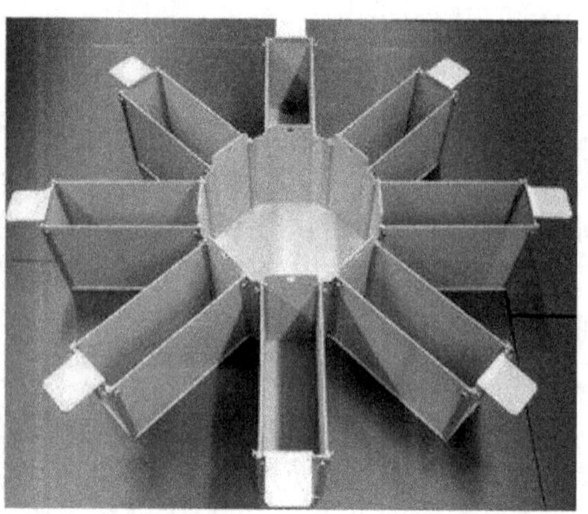

图 9-2 八臂迷宫设备

3. 实验步骤

（1）学习阶段

正式实验前两天进行适应性训练，放置若干食物在中央平台区及各臂，在八臂迷宫中央平台区同时放入 3 ～ 4 只动物，允许它们自由活动和摄食，时间为 10min，每天上下午各一次，持续 2d，以适应迷宫内部环境。

动物在实验开始前 24h 禁食，之后每日限制性给食，自由摄水，使其体重在实验期间保持在原体重的 85%左右。

（2）训练阶段

实验共历时 6d，每天上午进行测试，每只动物测试一次，单次测试时间为 10min，在八条臂中随机选取四条臂作为投食臂，在喂食槽内，放置食物且实验期间投食臂位置均保持不变，实验期间室内光线强度以及参考物也均保持不变。实验者将动物放置于中央平台区，用透明罩罩住动物，10s 后将透明罩取走，动物任意选择方向，同时开始计时直至动物吃完四条臂内的食物或 10min 后将动物取出，动物在实验中再次进入已经吃过食物的臂的次数为工作记忆错误，进入未放置食物的臂的次数为参考记忆错误。实验利用迷宫中央区上方的数字摄像头全自动跟踪记录，可选取潜伏期、工作记忆错误、参考记忆错误、总入臂次数、正确率以及轨迹图等作为学习记忆的评价指标。

（3）统计学处理

使用 SPSS 软件，数据用均数 ± 标准误表示，均采用 t 检验及多因素方差分析。

三、高架十字迷宫

（一）实验原理

1958 年 Montgomery 等提出了动物对于新颖刺激的恐惧和探索行为的关系，由于恐惧和焦虑，动物倾向于花更多的时间在封闭的环境中进行探索，在此基础之上 Pellow 及其同事于 1985 年发表了应用简单的“Y”字形高架十字迷宫检测啮齿类动物焦虑行为的方法。经过不断改进，高架十字迷宫包括两个开放臂和两个封闭臂，四者形成十字的形状。

高架十字迷宫是利用动物对陌生环境的探索欲和对高悬开臂的恐惧形成探索和回避的矛盾冲突行为，用来评价啮齿类动物焦虑状态的实验方法。当动物从位置较高的开臂俯视时，会产生恐惧不安的心理，另外，啮齿类动物的嗜暗性使其倾向于在黑暗的闭臂中活动，但对新奇陌生环境的好奇又促使其在开臂中活动，这就产生了矛盾冲突行为，从而导致了动物的焦虑，比较动物在开臂和闭臂内的滞留时间和路程可以评价动物的焦虑行为。高架十字迷宫实验目前多用于检测致焦虑药及抗焦虑药的药效，不同脑区（如海马、杏仁核、中缝背核等）及神经活性物质（如 GABA、谷氨酸等）在动物焦虑行为中的作用。大鼠实验用高架十字迷宫通常每个臂长 50cm、宽 10cm，两个封闭臂有高 40cm 的壁；小鼠实验用高架十字迷宫每个臂长 30cm、宽 5cm，两个封闭臂有高 15cm 左右的壁。

（二）实验方法

1. 实验动物

高架十字迷宫通常使用大鼠或小鼠作为动物模型。

2. 实验设备

开放和封闭的两条十字形交叉臂，距离地面有一定的高度。开臂和闭臂的长度均为 50cm，宽度均为 10cm。交叉部分也称为中央区，为长 10cm× 宽 10cm 的中央平台区。实验设备有数字摄像头、分析软件（图 9-3）。

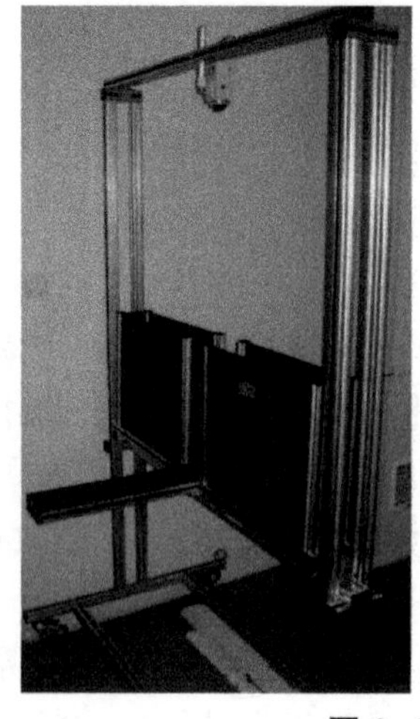

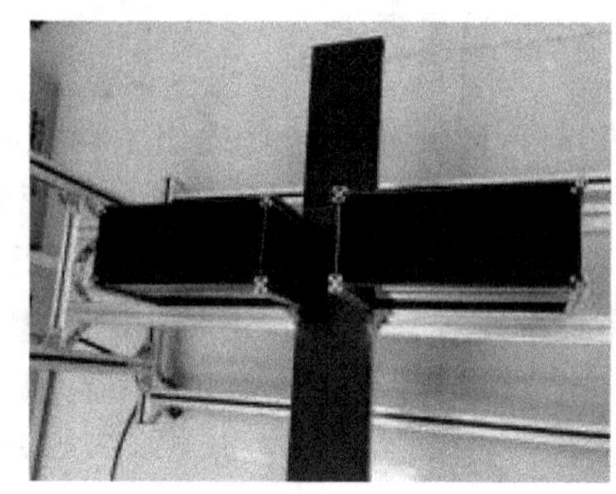

图 9-3　高架十字迷宫设备

3. 实验步骤

（1）试验前准备

为避免非特异性刺激对实验的影响，动物应提前适应周围环境 3h 左右，以缓解其紧张情绪。

（2）实验过程

实验开始后，将动物面朝开臂放于迷宫中央区，让动物自由探索四个臂，实验者迅速远离迷宫装置，利用视频记录系统记录动物的活动，时间为 5min，每只动物只检测一次。记录动物第一次进入任何臂的潜伏期，以动物四肢都进入一个臂算作进入一次。如果在试验过程中动物跌落，则淘汰该数据。实验结束后，迷宫装置需用 75% 乙醇擦拭，以消除残留的动物气味，以免影响其他动物的实验结果。图像采集由数字摄像头全自动跟踪记录，实验数据结果分析由系统自动统计处理完成。选取动物进入开臂和闭臂次数、两臂运动距离、总入臂次数以及滞留时间等作为评价指标。

（3）检测

检测高架十字迷宫之前，可以用旷场试验排除动物的运动障碍。

（4）统计学处理

使用 SPSS 软件，数据用均数 ± 标准误表示，均采用 t 检验及多因素方差分析。

四、T 型迷宫

（一）实验原理

T 型迷宫广泛应用于研究不同脑区对工作记忆、条件识别学习以及交替行为等的影响，与药物研制或毒理学研究密切相关。与八臂迷宫实验原理相似，T 型迷宫利用食物诱导，从而对动物学习记忆及空间定位能力进行分析。

（二）实验方法

1. 实验动物

T 型迷宫通常使用大鼠或小鼠作为动物模型。

2. 实验设备

实验设备——由两条目标臂（长 46cm × 宽 10cm × 高 10cm）和一条垂直于两条目标臂的起始臂（长 71cm × 宽 10cm × 高 10cm）组成，目标臂末端设有食物槽，起始臂末端有个起始箱，起始箱和起始臂之间由一隔板相隔离，以及数字摄像头、分析软件（图 9-4）。

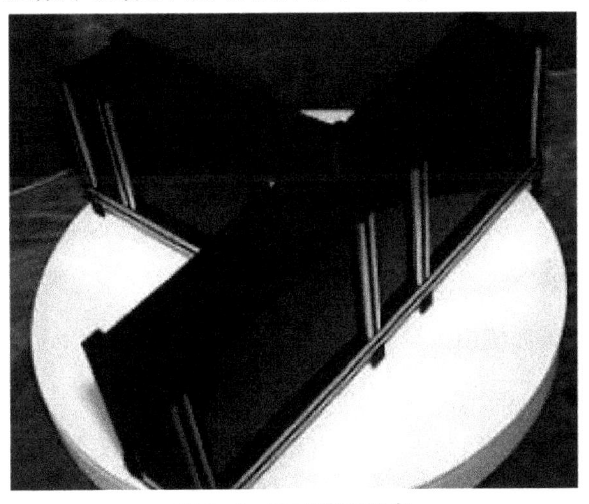

图 9-4　T 型迷宫设备

3. 实验步骤

实验前限制动物饮食使其体重保持在原体重的 85% 左右。实验适应阶段让动物熟悉迷宫并学会跑到左右目标臂尽头来获取食物，允许每只动物在迷宫中滞留20～30min。实验正式开始后，每只动物进行10回实验，每回包括强制次和选择次各一次，时间间隔60s。强制次为随机选取左右方向各五次，按选好的方向将隔板放在非目标方向侧，阻止动物进入非目标方向臂，在食物槽内放置一粒食物，待动物进入目标臂吃完食物后将其放回笼内。30s后开始选择次实验，将隔板移开，两条臂均开放，将动物放至起始臂，动物将四肢置于目标臂内定为一次选择，观察记录动物所选择的臂，如选择方向与强制次方向相同，则给一粒食物作为奖励，若不同则无奖励，并让其在该臂滞留10s，记为一次工作记忆错误。图像采集由数字摄像头全自动跟踪记录，实验结果分析由系统自动统计处理完成。T型迷宫主要评价指标是动物工作记忆错误次数和完成实验所需的时间。

五、Y型迷宫

（一）实验原理

Y型迷宫主要用于测试动物空间辨别型学习记忆和逃避条件反射能力，在研究老年痴呆发病机理和药物研发方面有着广泛的应用，实验原理是啮齿类动物天性喜爱阴暗的角落，给予电刺激促使其远离阴暗区，逃往有灯光照射的安全区。实验中动物利用自身所处空间位置与外界参考物从而获得辨别方位的能力。训练后，当灯亮起时，动物将逃往安全区从而躲避电击。

（二）实验方法

1. 实验动物

Y型迷宫通常使用大鼠或小鼠作为动物模型。

2. 实验设备

长50cm×宽10cm×高30cm的三等臂相接装置，臂间夹角均为120°，底部为可通电金属棒，每臂末端有信号灯，灯亮时表示该臂未通电为安全区域，另外两臂为通电状态，电压一般控制在50～70V，以及数字摄像头、分析软件（图9–5）。

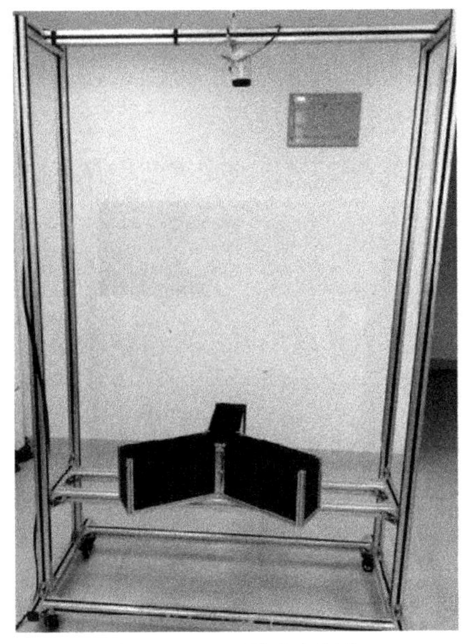

图 9-5　Y 型迷宫设备

3. 实验步骤

调节能使动物逃避而又未导致应激状态的电压值，淘汰对电刺激过于敏感和不敏感的动物。

每只动物在装置内适应 3min 后正式开始实验，电击延时为 5s，随机变换安全区域，动物立即逃到安全区为正确反应，下次测试起步区为上一次安全区所在臂，连续 20 次实验中至少 18 次正确即为学会。

运用同样方法，在学会 24h 后再次进行实验，以测试动物记忆的保持情况。每只动物完成一次实验后用 75%乙醇擦拭实验装置，去除气味以免对其他动物造成影响。视频分析系统可实时录像并自动统计实验数据。实验主要评价指标为动物学会所需训练天数和次数，以及正确反应次数比率。动物学会所需训练天数及次数越少，证明动物的学习能力越强，学会 24h 后再次测试时，正确反应次数比率越高说明动物记忆保持能力越强。

六、Barnes 迷宫

（一）实验原理

Barnes 迷宫主要用于检测动物对目标的空间记忆能力，广泛应用于与应激相关的记忆研究以及基因敲除小鼠的行为表型研究中。与高架十字迷宫和八臂迷宫相类似，Barnes 迷宫同样是利用啮齿类动物喜爱黑暗角落且探索欲强的特性设计而成。

（二）实验方法

1. 实验动物

Barnes 迷宫通常使用大鼠或小鼠作为动物模型。

2. 实验设备

可旋转的圆形平台(直径 122cm、高度 140cm),其周边有 18 个或 40 个等距离小圆洞,小圆洞直径为 10cm 或 5cm,选择一个洞作为目标洞,在其底部放置一暗箱供动物隐藏,以及数字摄像头、分析软件(图 9-6)。

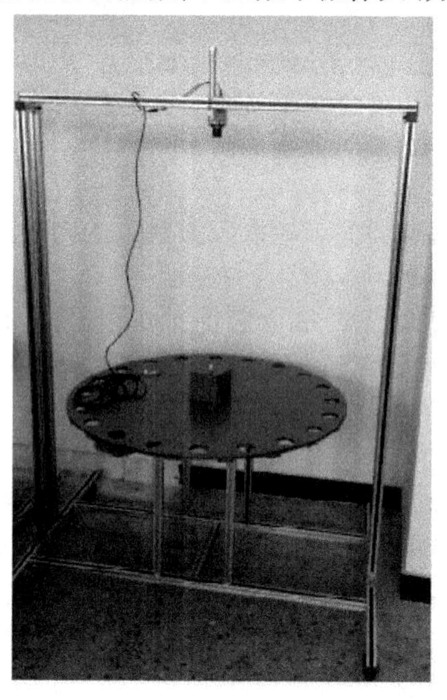

图 9-6 Barnes 迷宫设备

3. 实验步骤

实验前一天进行适应性训练,将单只动物由目标洞放至暗箱,停留 4min,使其熟悉实验装置。

实验开始时,先将动物放至圆形平台中央处,用透明罩罩住动物 5s,打开透明罩使其自由选择方向,并开始计时,动物四肢均位于暗箱内时,允许其在暗箱内停留 30 ～ 120s,记为一次正确选择,如在 4min 内未找到暗箱，实验者将其放入暗箱并停留 30 ～ 120s，实验历时 5 ～ 6d。为防止动物利用气味追踪找到暗箱，每只动物实验结束后，用 75% 乙醇擦拭平台并随机旋转迷宫(暗箱所处空间位置始终保持不变)，避免气味对其他动物造成影响。图像采集由数字摄像头全自动跟踪记录，实验结果分析由系统自动统计处理完成。Barnes 迷宫利用动物找到目标洞的潜伏期、进入错误洞口次数以及总探索次数和轨迹图等作为主要的评价指标，来反映动物的空间记忆能力。

七、经验体会及注意事项

1)选择恰当的模型动物，重点要考虑动物的自然行为能力和研究者设计的行为学实验方法。行为学研究动物执行特定行为的自然能力：蠕虫和果蝇是研究感觉、觅食、运动神经控制等动物与环境交互作用的模型；果蝇也被用于成瘾、学习、记忆、生物节律等研究；大鼠和小鼠可完成更为复杂的认知任务，可用于研究情绪、学习及社会行为等；灵长类动物具备高级智能行为，可完成决策、面部识别等复杂行为学实验；蝙蝠、蟾蜍、猫头鹰等动物可用于听觉、视觉、定位、学习及记忆等特殊行为学实验。研究者应在整个实验背景下选择模型动物。若整个实验的目的是筛选与动物某一行为相关的基因，那么模型动物应选择蠕虫、果蝇、大鼠等易于处理的转基因动物。若实验目的是记录动物执行特定行为大脑内神经元活动，模型动物应选择大鼠、灵长类等较大的动物。啮齿类动物(大鼠、小鼠等)便于完成转基因、分子生物学和电生理实验，常被用于动物行为学研究。

2)研究者必须考虑非预期原因引起的动物异常行为，尤其是经过基因敲除、蛋白表达修饰、神经功能核团干预后的实验动物。如经注射某实验药物后的动物比注射生理盐水动物完成水迷宫实验时间长，且差异具有统计学意义。但此种药物效应可能并非因改变了动物空间定位和记忆能力引起，也可能是改变了动物活动能力，间接地造成水迷宫时间延长。因此，在选定动物行为模式后，研究者应针对动物行为差异的其他可能解释，补充完善动物对应的行为模式实验。另外，行为学实验应监测动物生理指标(体重、心率等)，维持动物健康状态，避免因疾病造成动物行为异常。

3)降低动物个体变异，选定实验模型动物、确定动物行为模式，开展动物行为学实验，存在很多因素会增加实验动物行为模式的变异性，从而很难得到科学可信的研究结果。首先，实验动物的遗传学背景对行为影响最大。以小鼠为例,生物医学实验常用的小鼠存在超过 10 个以上的品系(Strain),如 C57/BL6 小鼠比 FVB 小鼠更具有攻击性。开展相同的实验,研究者采用 C57/BL6 小鼠得到的社会行为实验结果可能与采用 FVB 小鼠得到的实验结果不一致。品系间行为差异,在蠕虫、果蝇、大鼠、灵长类动物中普遍存在。因此,开展动物行为学实验应选择同一品系的实验动物,最好选择同代的动物。比较转基因动物和野生型动物之间行为学差异,应选择品系同代同窝实验动物,其次,动物饮食、昼夜节律、季节变动、温度湿度等环境因素同样影响动物行为,如研究者比较发现周一与周四动物行为存在差异,可能是每周一安排动物换笼引起。因此,研究者应早期预见并尽可能减少影响动物行为的因素,完成足够样本量的动物行为实验以便得到可靠的数据。

第二节　条件恐惧实验

一、实验原理

条件性恐惧实验系统(也叫场景恐惧系统)用于小型啮齿类动物(大、小鼠)环境相关条件性恐惧实验研究。啮齿类动物在恐惧时会表现出特有的不动态,动物在这种情况下倾向于保持静止不动的防御姿势。抗抑郁药、抗中枢兴奋药可以明显缩短不动状态持续的时间。实验对象被给一个声音信号(条件刺激),随后给予电击(非条件)刺激,该训练称为条件性训练,训练结束后实验动物进行声音信号或环境联系性实验。一般情况下啮齿类动物对相应的环境和不同环境下同样的声音信号都会做出明显的条件性恐惧反应,如静止不动。这种测试可以提供在条件信号影响下短期和长期记忆的信息。

二、实验方法

1. 实验动物

条件恐惧实验通常使用大鼠或小鼠作为动物模型。

2. 实验设备

试验箱(30cm×21cm×30cm,长方体箱子)、控制器、分析软件(图 9–7)。

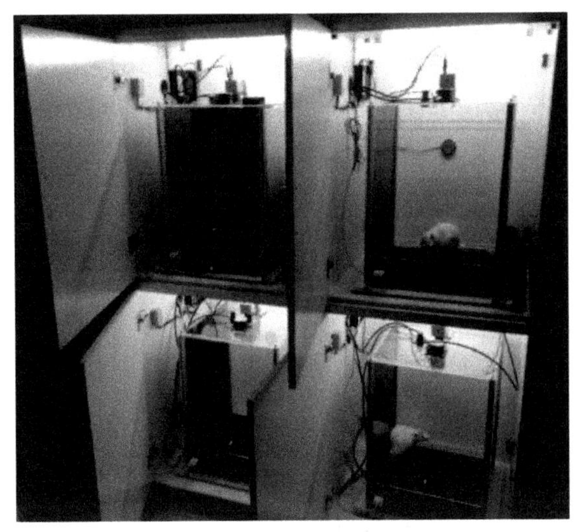

图 9–7　条件恐惧实验设备

3. 实验步骤

（1）实验前准备

1）检查实验箱内是否干净，是否有动物排泄物，使用乙醇清洁后，留足够时间使乙醇挥发。

2）检查实验箱的电流是否正常。

3）至少准备 2 个鼠盒，用于区分实验动物或清晰标记动物。

（2）实验过程

1）第 1d 训练小鼠：预先设定电击小鼠的强度（0.4mA），电击 1 次，每只小鼠总测试时间为 180s。将小鼠放入实验箱内，待时间显示 60s 时，开启蜂鸣声（5kHz），持续 30s，88s 时，实验箱底部通电（电击小鼠），持续时间 2s，其后观察 90s。

2）第 2d，进行关联恐惧条件实验，将小鼠放入实验箱内 10min，但不电击小鼠。

3）第 3d，进行暗示条件恐惧实验，将小鼠放在实验箱内 360s，180s 后，开启声音，持续 180s。实验结束后分析小鼠凝滞不动的时间。

三、经验体会及注意事项

1）动物对电击的反应部分地取决于非条件刺激的电击强度和痛阈。当动物（尤其是基因改变的动物，如转基因或基因敲除小鼠）不能学会关联条件反射时，可能是电击强度不够或痛阈偏高所致。对条件反应程度与电击强度进行比较分析，可排除对电击强度因素的疑虑；对刺激电流强度（0.1 ～ 0.7mA）与反应作“量效曲线”，可评价动物的痛阈或对电击的敏感性。此外，格栅地板若沾有动物的排泄物也可改变电刺激强度。因此，应保持格栅地板的清洁与干燥。

2）由于老年动物听力减弱甚至丧失，对听觉暗示可能反应迟钝或无反应。此外，有些品系的小鼠，即使在成年早期，对高频音刺激的反应也很弱。因此，用这一模型测定老年动物或某些品系的小鼠时应特别谨慎，并避免使用高频音刺激。

3）要使动物在关联测试中表现凝滞行为，必须让其在操作箱内有适应的时间。应避免将动物放入箱内便立即给予电刺激，因为这样动物没有时间在电击与箱内环境（关联）之间形成联系。

4）在本实验中，先测试关联学习，再测试暗示条件反应。在关联测试中没有听觉暗示刺激，因此动物在暗示条件测试时对听觉刺激的反应有可能发生消退。理论上，这种听觉暗示反应可能减弱。为消除这种实验偏差，将其中一半动物先测试听觉暗示反应，1h 后再检查关联条件反应。

5）实验分两天进行。训练和测试应在每天的同一时间进行。测试（凝滞计分）所花的时间比训练要长得多，因此同一批训练的动物不宜过多。

6）暗示和关联两种条件恐惧可表现出发育差异和基因差异。例如，年龄在 18d 的大鼠有听觉条件恐惧，但极少有关联条件恐惧；而到 23d 时，关联和听觉暗示条件恐惧都有。有些品系的小鼠（如 DBM/2 小鼠）只有很弱的关联条件恐惧，但听觉条件恐惧却很好。

7）对有些基因型动物，如果预先让其短暂适应关联条件，关联学习会得到改善。一般认为这与海马功能增强有关。这种适应通常在训练前一天进行，而且时间很短（30 ～ 60s）。

8）暗示条件恐惧由杏仁核调节，而关联条件恐惧由杏仁核和海马共同调节。毁损这些脑区可削弱或阻断暗示与关联恐惧条件反射。

第三节　旷场实验

一、实验原理

啮齿类动物的运动具有趋壁性，倾向于待在角落或靠边行走，天生害怕空旷的场地。另外，喜爱探索新奇环境的天性又使其倾向于在中央区活动，因此导致矛盾冲突行为的产生。旷场试验是最简单、最经济有效、对动物影响最小的检测探索行为和自发活动的方法。旷场实验常用于检测试验动物的活动性、探索性及焦虑行为，是经典的用于评价动物自发活动以及焦虑状态的行为学模型。可对抗焦虑药、致焦虑药的效果、药物对动物活动能力的影响等进行检测。旷场包括一个空旷的明场，围以四壁，防止动物逃脱。明场可以根据个人喜好选择为方形或圆形，大小为 4cm（W）×47cm（D）×47cm（H）或 10m（W）×10m（D）×50cm（H）或直径 47/100cm×50cm（H）（图 9–8）。明场内地板可以用记号笔划分为大小相等的区域或者在计算机软件程序里设定区域，目前常用后者。

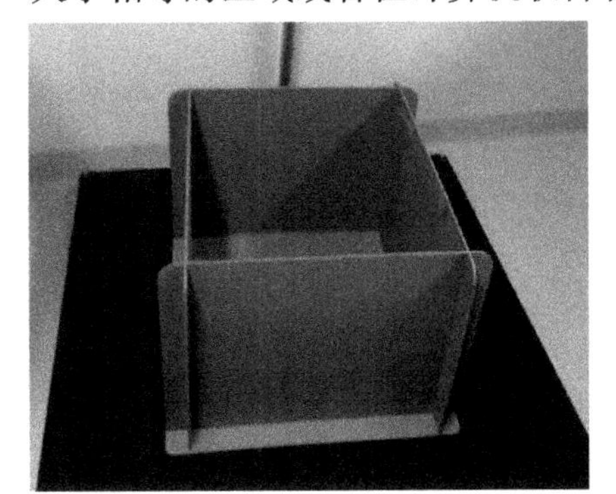

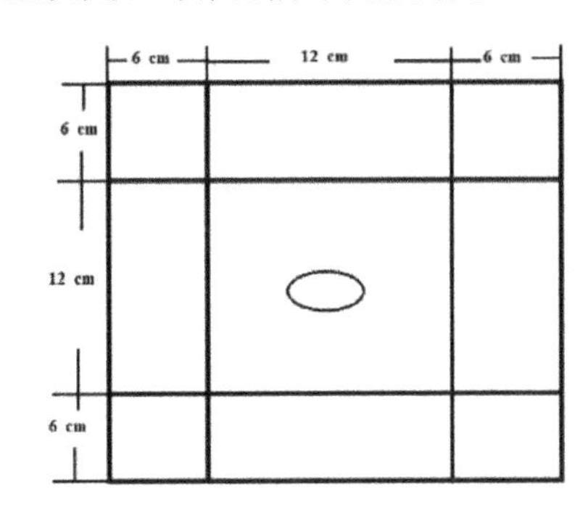

图 9–8　旷场实验设备及场地示意图

二、实验方法

1. 实验动物

旷场实验通常使用大鼠或小鼠作为动物模型。

2. 实验设备

旷场实验箱为 25cm×25cm×38cm 的封闭箱子，箱底划出 6cm×6cm 面积的 4 个角，以及上、下、左、右 12cm×16cm 的 4 个边。箱子中央区 12cm×12cm，箱顶中央安置摄像头，在箱内中央放置色彩鲜艳的玩具，记录小鼠在旷场中的行为。获取数据后，使用软件对数据进行分析（图 9–8）。

3. 实验步骤

将旷场实验箱放置在隔音的房间内，严格控制室内温度和通风，因为啮齿类动物属趋暗动物，所以选用弱光照明，以保持动物的清醒状态。实验者要与试验设备保持一定距离或者直接从电脑屏幕上观察动物活动，严格避免动物看到实验者。若实验目的为检测药效，动物需要被放置到实验环境中适应 3 ～ 5min，以减低基础活动值；若实验目的是为了检测动物对新环境的焦虑或反应，则不需进行适应训练。

实验当日，将动物置于旷场中央（若需要，在将动物放置于旷场之前给予药物），旷场地面被分成若干网格，记录 5 ～ 15min 内动物的活动参数：水平运动距离、垂直移动距离、直立次数、梳理次数，以及动物的典型行为（如舔、咬等）的次数。数据分析时，分别在旷场中央和周围来计算以上指标，动物在中央的活动次数反映了焦虑程度，即中央活动次数越多焦虑越少。

三、经验体会及注意事项

1）实验前需要每天抚摸实验动物 1～2min 以减少非特异性应激刺激对实验动物检测中的影响。

2）实验过程中需要弱光照明，观察者尽量与测试动物分隔。

3）实验过程中需要环境安静。

4）进行旷场实验时，需要对实验动物进行筛选，有些实验动物在正常情况下的水平方向或垂直方向的活动情况显著低于同批动物平均水平，则需要将这些动物预先剔除。

5）在每只动物实验后，用 5%的醋酸水溶液彻底清洁实验箱，以防止嗅觉暗示传递给下一只动物。

第四节　新物体识别实验

一、实验原理

新物体识别实验是利用动物先天对新物体有探索倾向的原理而建立的学习记忆测试方法。该方法具有让老鼠在自由活动状态下进行学习记忆测试的特点，能更近似地模拟人类的学习记忆行为。同时，通过新物体（形状、大小等）的灵活变换，该实验还允许测试动物长期或短期记忆机制的形成。

二、实验方法

1. 实验动物

新物体识别通常使用大鼠或小鼠作为动物模型。

2. 实验设备

大鼠实验箱底面为 40cm × 40cm 的正方形，色泽灰色，四周有墙壁，壁高 40cm；小鼠实验箱底面为 25cm × 25cm 的正方形，色泽银灰色，四周有墙壁，壁高 40cm，将两个相同的积木对称放在箱内一端（图 9-9）。

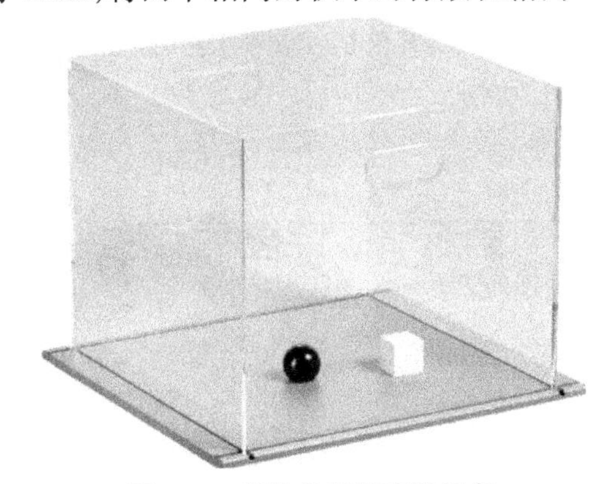

图 9-9　新物体识别实验设备

3. 实验步骤

1）实验前准备：在进行训练和测试前 3d，每天抚摸实验动物 1min，避免刺激动物，使其消除与测试者的陌生感。

2）在进行测试或训练前 24h，将动物放在测试的房间内，适应测试环境。

3）开始训练时，将 A、B 两个物体放在一侧壁的左右两端，动物背朝两物体放入场地后立即开启录像设备，实验者立即离开测试房间，动物放入 10min，记录大鼠与这两个物体接触的情况，包括鼻子或嘴巴触及物体的次数和距离物体 2 ～ 3cm 范围内探究的时间（前爪搭在物体上、鼻子嗅物体、舔物体等均属探究物体，摆个架势或爬到物体上不动不能算是对新物体的探究）。

4）10min 结束后，立即将动物放回原来饲养的盒内，待动物休息 1h 后再进行测试（此期间动物仍待在测试房间内），也可在 24h 后再进行测试，可根据实验需要自行调整。

5）待动物休息 1h 后开始测试，这时将场地内的 B 物体换作 C 物体，仍将动物背向两物体，观察 2min。记录小鼠与新旧物体碰触的次数，与新物体触碰次数记为 TN，与旧物体触碰次数记为 TF，并据此计算新物体识别指数，即 TN/（TF+TN）。

三、经验体会及注意事项

1）实验前避免非特异性应激刺激实验动物。

2）实验过程中需要弱光照明，观察者尽量与测试动物分隔。

3）实验过程中需要环境安静。

4）在每只动物实验后，用 5% 的醋酸水溶液彻底清洁实验箱，防止嗅觉暗示传递给下一只动物。

第五节　穿梭箱实验

一、实验原理

动物穿梭箱实验是定量测定动物行为学改变的重要手段，属于经典的联合型学习条件反射，动物通过学习能回避有害的刺激。穿梭箱的底部为不锈钢栅，可以通过电流电击动物足底，形成非条件刺激。穿梭箱的顶部一般配有噪声发生器或者光源，用来产生条件刺激。穿梭箱可以同时测定动物的主动和被动学习记忆，通常条件刺激数秒后电击，在铃声刺激安全间隔期内动物逃向安全区的为主动回避反应；如果在条件刺激安全间隔期内大鼠未逃向安全区，则通过电击后逃向安全区的为被动回避反应。经过反复训练后，只给条件刺激，动物即逃到对侧安全区以逃避电击，形成了条件反射或称主动回避反应。动物接受条件刺激时间越短，说明动物主动回避反应越迅速，学习记忆能力越强。穿梭箱实验广泛用于学习记忆功能、认知神经科学、神经生理学、神经药理学、神经退行性疾病等实验研究。

二、实验方法

1. 实验动物

穿梭箱实验通常使用大鼠或小鼠作为动物模型。

2. 实验设备

穿梭箱常由实验箱和自动记录装置组成。实验箱大小为50cm×16cm×18cm，箱底部格栅为可以通电的不锈钢棒，箱体部被挡板分为左右两侧，即安全区和电击区，挡板中间留有可供动物左右穿梭的门(可调节开闭)。实验箱顶部有光源或(和)蜂鸣音控制器。自动记录装置可以连续自动记录动物的行为学反应，并输送到连接的电脑上(图9-10)。

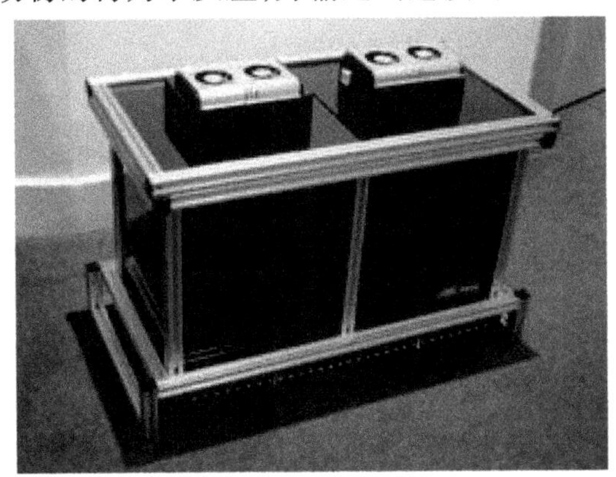

图9-10　穿梭箱设备

3. 实验步骤

动物在测试箱内自由活动5min，以消除探究反射，将其置于穿梭实验箱电击区。先给予条件性刺激(灯光)和(或)蜂鸣音20s，后10s内同时给予电击。在亮灯10s内大鼠逃向安全区为主动回避反应，电击后才逃向安全区为被动回避反应。经过数次训练后，大鼠可逐渐形成主动回避性条件反应，从而获得记忆，每次训练20s，共重复30～50次，即设定循环刺激为30～50次。

正式测试时，将动物置于穿梭箱电击区，记录遭受电击的次数(被动回避的次数)，该值与设定循环次数之差即为主动回避次数。刺激时间(指动物在被动回避过程中受到的电刺激的时间和)越短，说明动物主动回避反应越迅速。

三、经验体会及注意事项

1）在实验之前，将动物放置在12h/12h明暗交替的环境里，在3～5d内，实验者适度抓取动物熟悉环境。

2）动物在测定前需放置在测试室30min左右以熟悉环境。

3）在实验过程中，必须保持所有实验程序一致，如屏蔽噪声、减少气味刺激、调节光线等，实验环境应该安静、昏暗，尽量轻巧抓取动物，减少对动物的刺激。

第六节　强迫游泳实验

一、实验原理

Porsolt于1977年首次报道了这种可以导致动物绝望的实验方法。动物在面对不可逃避的危险时常常做出适应性行为或表现出习得性的无助或绝望情绪。该实验适用于大鼠、小鼠或其他实验室动物，通过将实验动物置于一个局限的环境中（如水中），动物在该环境中拼命挣扎试图逃跑又无法逃脱，从而提供了一个无可回避的压迫环境，一段时间的实验后，动物即表现出典型的“不动状态”，反映了一种被称之为“行为绝望状态”，记录处于该环境的动物产生绝望的不动状态过程中的一系列参数。强迫游泳实验系统主要用于对抗抑郁、镇静以及止痛类药物的研究，也是新药临床前药效学指标检测的模型。

强迫游泳实验中可以观察到动物的两种行为：①无抑郁的动物：尽管已经知道无法逃脱，动物依然试图从盛满水的容器中挣脱出来；②抑郁的动物：动物放弃挣扎，漂浮在水面上，显示出绝望行为。

二、实验方法

1. 实验动物

强迫游泳实验通常使用大鼠或小鼠作为动物模型。

2. 实验设备

强迫游泳仪（大鼠：高40cm、直径30cm，小鼠：高30cm、直径20cm），支架，背光板，摄像机，采集卡，软件(图 9-11)。

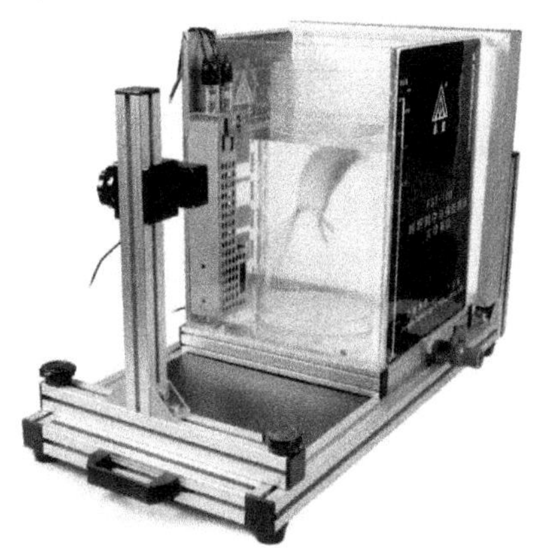

图 9-11　强迫游泳实验设备

3. 实验步骤

向强迫游泳仪中注入自来水，水温控制在 22 ± 3℃。每次测试之后，都要换水，并将游泳仪彻底清洗，以免对下一次测试结果产生影响。

实验第一天将动物放入水中进行 10 ～ 15min 的预实验，记录动物在水中前 5min 的时间：挣扎时间，动物试图逃出强迫游泳的环境，为典型的逃生行为；游泳时间，动物主动地游泳，不再挣扎；不动时间，动物漂浮在水面上，四肢不动或者最前肢不动。

24h 后，进行正式测试，将动物再放入水中进行 5min 的强迫游泳，统计 5min 之内以上三种行为的时间，进行组间比较。

三、经验体会及注意事项

1)要注意水温控制，动物在水温较高的环境下，活动性降低。

2)实验过程中需要环境安静。

3)一般行为学实验对动物稳定性要求较高，雌性动物由于存在生理上的周期性所以行为学实验一般不选用(雌激素的周期性分泌很可能会影响其他一些激素和递质的变化)，因此采用雄性动物。

参考文献

[1] 吕国蔚 .2011. 神经生物学实验原理与技术 [M]. 北京：科学出版社，

338–339.

[2]Kulesskaya N, Voikar V. 2014. Assessment of mouse anxiety-like behavior in the light–dark box and open–field arena: role of equipment and procedure[J]. Physiol Behav.133: 30–38.

[3]Vilar–Pereira G, Ruivo L A, Lannes–Vieira J. 2015. Behavioural alterations are independent of sickness behaviour in chronic experimental Chagas disease[J]. Mem Inst Oswaldo Cruz. 110 (8): 1042–1050.

[4]Furuse T, Yamada I, Kushida T, et al. 2012. Behavioral and neuromorphological characterization of a novel Tuba1 mutant mouse[J]. Behav Brain Res. 227 (1): 167–174.

[5]Savignac H M, Kiely B, Dinan T G, et al. 2014. Bifidobacteria exert strain–specific effects on stress–related behavior and physiology in BALB/c mice[J]. Neurogastroenterol Motil. 26 (11): 1615–1627.

[6]Imai S, Mamiya T, Tsukada A, et al. 2012. Ubiquitin–specific peptidase 46 (Usp46) regulates mouse immobile behavior in the tail suspension test through the GABAergic system[J]. PLos One.7 (6): e39084.

[7]Liu X J, Jia G H, Zhang G, et al. 2013. Effect of vitrification of mouse oocyte on the behavior of adult offspring[J]. Eur J Obstet Gynecol Reprod Biol. 169 (2): 279–282.

[8]Zhang R, Xue G, Wang S, et al. 2012. Novel object recognition as a facile behavior test for evaluating drug effects in AβPP/PS1 Alzheimer's disease mouse model[J]. J Alzheimers Dis. 31 (4): 801–812.

[9]Salas R, Fung B, Sturm R, et al. 2013. Abnormal social behavior in nicotinic acetylcholine receptor β4 subunit–null mice[J]. Nicotine Tob Res. 15 (5): 983–986.

[10]Shen A N, Pope D A, Hutsell B A, et al. 2015. Spatial discrimination reversal and incremental repeated acquisition in adolescent and adult BALB/c mice[J]. Behav Processes. 118: 59–70.

[11]Filali M, Lalonde R, Rivest S. 2011. Anomalies in social behaviors and exploratory activities in an APPswe/PS1 mouse model of Alzheimer's disease[J]. Physiol Behav. 104 (5): 880–885.

[12]Grgurevic N, Büdefeld T, Spanic T, et al. 2012. Evidence that sex chromosome genes affect sexual differentiation of female sexual behavior[J]. Horm Behav. 61 (5): 719–724.

[13]Rabl R, Horvath A, Breitschaedel C, et al. 2016. Quantitative

evaluation of orofacial motor function in mice: The pasta gnawing test, a voluntary and stress-free behavior test[J]. J Neurosci Methods. 274: 125-130.

[14]Savalli G, Diao W, Berger S, et al. 2015. Anhedonic behavior in cryptochrome 2-deficient mice is paralleled by altered diurnal patterns of amygdala gene expression[J]. Amino Acids. 47 (7): 1367-1377.

[15]Gimsa U, Kanitz E, Otten W, et al. 2009. Behavior and stress reactivity in mouse strains with mitochondrial DNA variations[J]. Ann N Y Acad Sci. 1153: 131-138.

[16]Kishimoto Y, Higashihara E, Fukuta A, et al. 2013. Early impairment in a water-finding test in a longitudinal study of the Tg2576 mouse model of Alzheimer's disease[J]. Brain Res. 1491: 117-126.

[17]Weir R K, Dudley J A, Yan T C, et al. 2014. The influence of test experience and NK1 receptor antagonists on the performance of NK1R-/- and wild type mice in the 5-Choice Serial Reaction-Time Task[J]. J Psychopharmacol. 28 (3): 270-281.

[18]Trueman R C, Dunnett S B, Jones L, et al. 2012. Five choice serial reaction time performance in the HdhQ92 mouse model of Huntington's disease[J]. Brain Res Bull. 88 (2-3): 163-170.

[19]Hao K, Qi Q, Hao H, et al. 2013. The pharmacokinetic-pharmacodynamic model of azithromycin for lipopolysaccharide-induced depressive-like behavior in mice[J]. PLos One. 8 (1): e54981.

[20]Qin M, Entezam A, Usdin K, et al. 2011. A mouse model of the fragile X premutation: effects on behavior, dendrite morphology, and regional rates of cerebral protein synthesis[J]. Neurobiol Dis. 42 (1): 85-98.

[21]Kafkafi N, Lipkind D, Benjamini Y, et al. 2003. SEE locomotor behavior test discriminates C57BL/6J and DBA/2J mouse inbred strains across laboratories and protocol conditions[J]. Behav Neurosci. 117 (3): 464-477.

[22]Boleij H, Salomons A R, van Sprundel M, et al. 2012. Not all mice are equal: welfare implications of behavioural habituation profiles in four 129 mousesubstrains[J]. PLoS One.7 (8): e42544.